华西医学大系

解读"华西现象"

讲述华西故事

展示华西成果

肾小幺的移植日常：肾移植健康管理

SHENXIAOYAO DE YIZHI RICHANG:
SHEN YIZHI JIANKANG GUANLI

主 编　谭其玲　赵上萍　周美池

四川科学技术出版社
·成都·

图书在版编目（CIP）数据

肾小幺的移植日常：肾移植健康管理 / 谭其玲，赵
上萍，周美池主编 . — 成都：四川科学技术出版社，
2024.3
ISBN 978-7-5727-1286-9

Ⅰ.①肾… Ⅱ.①谭… ②赵… ③周… Ⅲ.①肾—移
植术（医学）—护理 Ⅳ.① R473.6

中国国家版本馆 CIP 数据核字（2024）第 037183 号

肾小幺的移植日常：肾移植健康管理

主 编 谭其玲 赵上萍 周美池

出 品 人 程佳月
策划组稿 罗小燕
责任编辑 夏菲菲
封面设计 象上设计
责任校对 唐晓莹
责任出版 欧晓春
出版发行 四川科学技术出版社
地 址 四川省成都市锦江区三色路 238 号新华之星 A 座
传真：028-86361756 邮政编码：610023
成品尺寸 156mm×236mm
印 张 12.5 字 数 250 千
印 刷 四川华龙印务有限公司
版 次 2024 年 3 月第 1 版
印 次 2024 年 3 月第 1 次印刷
定 价 69.00 元
ISBN 978-7-5727-1286-9

邮购：四川省成都市锦江区三色路 238 号新华之星 A 座 25 层
邮购电话：028-86361770 邮政编码：610023

本书编委会

主　　编　谭其玲　赵上萍　周美池

副 主 编　谷　波　肖开芝　杨亚莉

编　　委（排名不分先后）

曹　丹　曹舒瑛　陈晓琴　程　蓉　董　玲

杜诗露　符怡雅　黄　霞　李　霞　李晓琴

刘小芳　任宇琦　施晓英　宋涂润　唐文豪

王春梅　王莉雅　王武诗　王媛媛　徐　涛

杨瓔力　尹涵雅　张　坤　周朝霞　周　言

朱婷婷

《华西医学大系》总序

　　由四川大学华西临床医学院/华西医院（简称"华西"）与新华文轩出版传媒股份有限公司（简称"新华文轩"）共同策划、精心打造的《华西医学大系》陆续与读者见面了，这是双方强强联合，共同助力健康中国战略、推动文化大繁荣的重要举措。

　　百年华西，历经120多年的历史与沉淀，华西人在每一个历史时期均辛勤耕耘，全力奉献。改革开放以来，华西励精图治、奋进创新，坚守"关怀、服务"的理念，遵循"厚德精业、求实创新"的院训，为践行中国特色卫生与健康发展道路，全心全意为人民健康服务做出了积极努力和应有贡献，华西也由此成为了全国一流、世界知名的医（学）院。如何继续传承百年华西文化，如何最大化发挥华西优质医疗资源辐射作用？这是处在新时代站位的华西需要积极思考和探索的问题。

　　新华文轩，作为我国首家"A+H"出版传媒企业、中国出版发行业排头兵，一直都以传承弘扬中华文明、引领产业发展为使命，以坚持导向、服务人民为己任。进入新时代后，新华文轩提出了坚持精准出版、精细出版、精品出版的"三精"出版发展思路，全心全意为推动我国文化发展与繁荣做出了积极努力和应有贡献。如何充分发挥新华文轩的出版和渠道优势，不断满足人民日益增长的美好生活需要？这是新华文轩一直以来积极思考和探索的问题。

基于上述思考，四川大学华西临床医学院/华西医院与新华文轩出版传媒股份有限公司于2018年4月18日共同签署了战略合作协议，启动了《华西医学大系》出版项目并将其作为双方战略合作的重要方面和旗舰项目，共同向承担《华西医学大系》出版工作的四川科学技术出版社授予了"华西医学出版中心"铭牌。

人民健康是民族昌盛和国家富强的重要标志，没有全民健康，就没有全面小康，医疗卫生服务直接关系人民身体健康。医学出版是医药卫生事业发展的重要组成部分，不断总结医学经验，向学界、社会推广医学成果，普及医学知识，对我国医疗水平的整体提高、对国民健康素养的整体提升均具有重要的推动作用。华西与新华文轩作为国内有影响力的大型医学健康机构与大型文化传媒企业，深入贯彻落实健康中国战略、文化强国战略，积极开展跨界合作，联合打造《华西医学大系》，展示了双方共同助力健康中国战略的开阔视野、务实精神和坚定信心。

华西之所以能够成就中国医学界的"华西现象"，既在于党政同心、齐抓共管，又在于华西始终注重临床、教学、科研、管理这四个方面协调发展、齐头并进。教学是基础，科研是动力，医疗是中心，管理是保障，四者有机结合，使华西人才辈出，临床医疗水平不断提高，科研水平不断提升，管理方法不断创新，核心竞争力不断增强。

《华西医学大系》将全面系统深入展示华西医院在学术研究、临床诊疗、人才建设、管理创新、科学普及、社会贡献等方面的发展成就；是华西医院长期积累的医学知识产权与保护的重大项目，是华西医院品牌建设、文化建设的重大项目，也是讲好"华西故事"、展示"华西人"风采、弘扬"华西精神"的重大项目。

《华西医学大系》主要包括以下子系列：

①《学术精品系列》：总结华西医（学）院取得的学术成果，学术影响力强。②《临床实用技术系列》：主要介绍临床各方面的适宜技术、新技术等，针对性、指导性强。③《医学科普系列》：聚焦百姓最关心的、最迫切需要的医学科普知识，以百姓喜闻乐见的方式呈现。④《医院管理创新系列》：展示华西医（学）院管理改革创新的系列成果，体现华西"厚德精业、求实创新"的院训，探索华西医院管理创新成果的产权保护，推广华西优秀的管理理念。⑤《精准医疗扶贫系列》：包括华西特色智力扶贫的相关内容，旨在提高贫困地区基层医院的临床诊疗水平。⑥《名医名家系列》：展示华西人的医学成就、贡献和风采，弘扬华西精神。⑦《百年华西系列》：聚焦百年华西历史，书写百年华西故事。

我们将以精益求精的精神和持之以恒的毅力精心打造《华西医学大系》，将华西的医学成果转化为出版成果，向西部、全国乃至海外传播，提升我国医疗资源均衡化水平，造福更多的患者，推动我国全民健康事业向更高的层次迈进。

《华西医学大系》编委会

2018年7月

序

　　推动医疗服务高质量发展是我国医疗工作的重点内容。既然是服务，首先需要了解的是服务对象，也就是患者的需求。提高临床技术，开展科学研究，从而提高疾病诊治水平，是提高医疗服务的重要环节。另一方面，这些"高大上"的内容，对非医疗人员的患者而言感觉遥远，反而是一些专业人员并不看重的环节，患者更加需要了解。以肾脏移植为例，肾移植的目的不仅仅是挽救生命，更重要的是提高患者的生活质量，而对如何提高患者的生活质量，专业书籍少有讨论。此外，对肾脏移植流程、透析、移植的比较等诸多问题，专业书籍鲜有提及，这就是本书的价值所在。

　　四川大学华西医院的肾脏移植开展于1979年，经过40多年的努力，四川大学华西医院的肾脏移植中心已成为国内最大的肾脏移植中心之一。近年来四川大学华西医院的肾脏移植总数和活体移植数量均全国第一，同时开展了多项技术创新，肾移植人、肾存活率均到达国际领先水平，这些成绩的取得离不开一支优秀的专业化护理团队。华西医院肾脏移植的护理团队除了日常护理工作外，还坚持器官移植专业学习，对患者术前术后制定多项标准流程，开展多项创新工作，多年来坚持线上线下的患者教育，积累了非常丰富的经验。本书以简单、诙谐的语言从肾移植介绍、肾脏来源、移植流程，到免疫抑制剂使用、术后管理等做了全过程的梳理，使患者能轻松地理解他们日常关心的主要问题。

这是一本针对患者的科普书籍，也是我们医疗服务的延伸。阅读本书，不仅能使患者了解肾移植，提高治疗效果和改善生活质量，也可体会到我们肾脏移植团队服务患者的拳拳之心。在此，我热烈祝贺本书的出版，也欢迎全国同道批评指正！

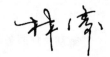

林涛，四川大学华西医院器官移植中心副主任，肾移植中心主任，泌尿外科副主任，泌尿外科研究所肾移植研究室主任，博士研究生导师。中国肾脏移植质控委员会委员，中国研究型医院移植学组常委，中华医学会器官移植学分会常务委员，四川省器官移植学会主任委员，四川省医师协会器官移植分会候任会长，四川省学术技术带头人。

在活体肾移植、血型不合移植、机器人辅助肾移植及排斥反应的防治等方面研究深入，有丰富的研究成果；致力于肾移植供者的微创手术及供受者手术方式的改进、肾移植后免疫抑制剂的合理使用以及长期存活的改善。

前　言

　　器官移植是医学领域的奇迹之一。肾脏器官的捐献和移植体现了人间的大爱，不仅为尿毒症患者带来身体的康复，更是翻开了生命的全新篇章，亦是为身处黑暗中的尿毒症患者打开一扇通往重生的幸福之门。

　　四川大学华西医院的肾移植医护专家们，凭借多年的专业经验和精湛技艺，形成了一套独具华西特色的肾移植全程照护方案。《肾小幺的移植日常：肾移植健康管理》一书采用全新的视角，以通俗易懂的语言、一问一答的形式将专业严肃的医学知识书写成文，旨在为大众揭开肾移植的神秘面纱，让大众认识肾移植，同时让肾移植受者的群体被大众所认识。本书最为核心的价值是：以患者为中心出发，为肾移植受者提供自我健康管理知识，梳理出患者最想了解的"我"适不适合肾移植、肾移植围手术期住院会发生什么、可能会有什么并发症、出院后应如何自我管理、亲属供肾到底是否可行等问题及相关误区，切实地为肾移植患者答疑解惑，以满足群众多元化的护理服务需求，着力解决自我管理中"怎么做"的难点、痛点问题，这也是华西医院肾移植护理团队贯彻落实《进一步改善护理服务行动计划（2023—2025年）》精神，细化患者人文关怀措施的体现。

　　本书虚拟了一位化名为"肾小幺"的主角，从他的视角出发，以他亲身经历的移植过程为主线贯穿肾移植五大主题的科普知识，让读者在阅读中有身临其境的感觉。"肾小幺"的取名有其特殊的含义，其一是结合四川大学华西肾移植团队公众号的主角"肾小腰"的谐音；其二是采用具有四川特色的"幺儿"，引申表达出医、护、患三方对于新肾的极度爱护之意，因为肾移植手术并非终点，而是他们的人生新起点，需要患者和医护人员共同努力。

　　希望此书能陪同您一起穿越肾移植医学知识的大海，感受生命的奇迹，见证"肾小幺"的艰辛与不易，坚强与坚持。感谢您与"肾小幺"共同走过这段温馨的旅程，愿您的每一天都如同翻开这本书的每一页，充满对健康的热爱。

四川大学华西医院肾移植团队
2024年1月10日

目录

第一章　肾小幺考虑肾移植　　1

　　第一节　初识肾移植　3

　　第二节　知晓适不适合肾移植　6

　　第三节　透析与肾移植之间的博弈　9

　　第四节　肾源从哪里来　13

　　第五节　有移植意愿怎么进入等待队列　16

第二章　肾小幺的肾移植住院之旅　　21

　　第一节　术前准备　23

　　第二节　术后病情监测　26

　　第三节　免疫抑制剂治疗　30

　　第四节　管道管理　38

　　第五节　围手术期饮食指导　41

　　第六节　疼痛管理　47

第七节　早期活动　52

第八节　术后心理状况评估及干预　54

第九节　伤口管理　57

第三章　肾小幺手术后，能够一切顺利吗？　61

第一节　移植肾功能延迟恢复　63

第二节　伤口愈合不良　66

第三节　排斥反应　71

第四节　尿　瘘　75

第五节　肺部感染　78

第六节　尿路感染　82

第七节　皮肤感染　85

第八节　高血压　91

第九节　血糖异常　96

第十节　高血脂　101

第十一节　高尿酸血症　104

第十二节　贫　血　109

第十三节　感　冒　112

第十四节　腹泻与便秘　115

第四章　肾小幺如何在家修炼成肾移植"知识小达人"　119

第一节　随访管理　121

第二节　肾移植居家自我监测　124

第三节 预防感染 126

第四节 动静脉内瘘的管理 130

第五节 管道的居家管理 133

第六节 运动锻炼 139

第七节 疫苗接种 142

第八节 性生活与生育 146

第九节 旅游管理 150

第十节 恢复正常的工作、生活 153

第十一节 失 眠 156

第十二节 疲 乏 158

第十三节 心理调整 161

第五章 保护亲属活体供者，人人有责

第一节 活体肾脏捐献供者的具备条件 167

第二节 供者的围手术期管理 171

第三节 供者并发症 175

第四节 供者出院宣教 179

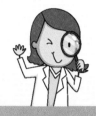

第 一 章

肾小幺考虑肾移植

肾小幺，男，32岁，到医院检查，诊断为终末期肾病。生病是对身体和心理的双重折磨，但是一向乐观的肾小幺不会轻易向命运低头，他决定主动出击，积极治疗，于是和医生约见了解肾移植。

第一节　初识肾移植

医护科普

1. 什么是肾移植?

肾移植俗称换肾（图 1-1），是将一个他人健康的肾脏移植到尿毒症患者体内，也称为同种异体移植，非特殊情况下不会切除尿毒症患者自身的肾脏。根据供肾来源分为亲属活体肾移植（俗称亲属肾）和公民逝世后器官捐献肾移植（俗称外源肾、尸体肾）。肾移植最常见的手术位置是右下腹髂窝内，也可见于左下腹髂窝内。

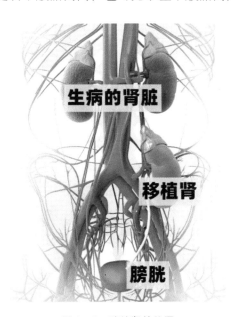

图 1-1　移植肾的位置

2. 肾移植有哪些手术方式？

肾移植的手术方式及手术伤口见表 1-1、图 1-2。

表 1-1 肾移植手术方式、适应人群及手术伤口特点

手术方式	适应人群	伤口特点
普通开腹手术	所有肾移植受者	伤口通常采用手术缝合线或手术缝合钉缝合伤口，伤口长度大于 10 cm，通常会在手术伤口附近留置血浆引流管，术后 14 d 左右可能需要拆线或拆钉
微创小伤口开腹手术	非超重或肥胖患者，BMI < 25 kg/m²	伤口通常采用医用胶黏合，伤口长度小于 10 cm，亲属肾一般不留置血浆引流管，术后第一天疼痛感低于普通开腹手术，术后无须拆线或拆钉
机器人辅助下的腹腔镜手术	超重及肥胖患者，对腹部伤口美观性要求高、无经济压力的患者	伤口通常采用医用胶黏合，腹部伤口包括腹腔镜需要的小伤口（4~5 个，伤口小于 2 cm）及 1 个长度小于 10 cm 的伤口（新肾进入腹部的地方），手术时间较常规手术增加 2~4 小时，术后无须拆线或拆钉
经阴道腹腔镜手术	已婚已育的女性，对腹部伤口美观性要求高	伤口通常采用医用胶黏合，腹部伤口包括小伤口为 4~5 个，伤口小于 2 cm，移植肾经阴道放入，因此术前需要进行阴道准备，术后无须拆线或拆钉

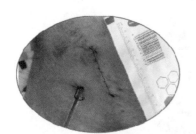

微创小伤口粘胶缝合

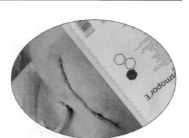

普通开腹伤口手术钉缝合

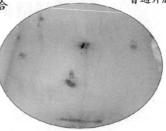

已愈合的机器人辅助腹腔手术伤口

图 1-2 肾移植的手术伤口

█ | 误区提醒 |

1. 肾移植手术是把原来的肾脏切掉后放新的肾脏吗？

不是。

目前的医疗方案不常规摘除生病的肾脏，避免增加患者的手术创伤，新的肾脏通常会安置在下腹的髂窝内（肚子里），最常见于右下腹髂窝内（图1-3），因其手术视野良好，便于吻合血管和输尿管。

首先，原来的肾脏只要没有大出血、肿瘤、脓肿等危害患者的生命、降低患者的生存质量时，手术切除意义不大。另外，因为自身肾脏的位置较深，周围血管及神经丰富，手术难度大。所以不会常规切除。

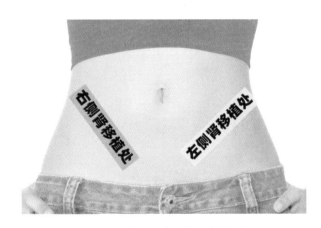

图1-3　肾移植腹部模拟放置部位

2. 肾移植的费用很贵吗？

不便宜。

费用可从几万到几十万不等，收费标准由各省、市级物价局制定，不同地区的经济发展水平不同，费用存在差异。同时，肾移植费用不单单是手术费，还包括终身服用免疫抑制剂的药费及潜在并发症的治疗费等。所以全国费用没有统一标准，但整体上外源肾费用高于亲属肾费用，因为外源肾手术需要经过捐献肾脏获取、转运和保存等，亲属肾捐献不存在转运和保存，获取的手术费用包括在亲属供者住院费中。

（赵上萍　宋涂润）

参考文献

[1] 宋涂润, 蒋亚梅, 曾凡军, 等. 超小切口肾移植与传统 Gibson 切口肾移植的比较 [J]. 中华器官移植杂志, 2018, 39 (7)：392 - 396.

[2] 崔建春, 谭顺成, 宋永琳, 等. 机器人辅助肾禁忌证的初步体验与疗效观察 [J]. 中华器官移植杂志, 2021, 42 (7)：398 - 403.

[3] 林涛. 机器人辅助手术系统在肾移植中的应用 [J]. 器官移植, 2022, 13 (1)：1 - 5.

第二节　知晓适不适合肾移植

| 医护科普 |

1. 什么人可以选择肾移植？

终末期肾病患者（或称尿毒症患者）都可以考虑肾移植，具体需要面诊移植医生做全面评估。目前，亲属活体肾移植中血型不同（亦称血型不合），患者伴有肥胖、糖尿病、肺部感染等合并症也可以考虑肾移植，但须在移植前进行全面的评估和治疗，待合并症控制稳定或痊愈后再考虑肾移植。

2. 哪些人不适合肾移植？

出现以下三种情况的患者不适合进行肾移植。

> 合并全身性严重感染，如活动性肺结核的患者；
> 合并严重影响预后的疾病，如恶性肿瘤、凝血功能障碍的患者；
> 由于精神心理方面问题无法自控且家属无法协助情况下的患者。

3. 受者与供者的血型不一样也可以肾移植手术吗？

在一定情况下是可以的（目前仅限于亲属肾移植）。理想移植状况是供受者的血型相同（称为血型相合），在无血型一致的供者且患者病情需要时，可考虑供受者血型不同（称为血型不合）移植，但也不是所有血型不一样都可以进行手术，需要进行相关的检查，符合条件的才能保证移植效果。

血型不一样肾移植发生溶血风险高（这个可以导致移植失败甚至危及患者生命），因此在手术前需要进行一系列的治疗，让肾移植受者身体能够适应血型不一样的供者新肾脏，这也是为何血型不一样的移植手术更适用亲属肾移植。临床上已经成功实施上万例血型不合的肾移植手术。研究显示，得到良好术前处理的血型不合肾移植手术，手术后肾脏功能恢复及术后并发症与血型一致的肾移植患者相似。

▎ 误区提醒 ▎

1. 透析效果不好了才肾移植？

不是。

研究数据表明，透析时间越短（甚至未透析），移植后的效果越好。特别是对于儿童及青少年患者，尽早地移植及减少透析时间可以减少他们错过正常发育的时间段。

肾脏出现问题后，当医生建议考虑替代治疗时，可在考虑透析的同时也了解一下肾移植。临床中接触到的患者有从未透析过的，也有透析了十余年的。实际中，受到肾脏疾病发展速度、肾源、移植审核等原因的影响，大部分患者是一边透析，一边等待移植机会。

2. 有糖尿病的人和肥胖的人不适合肾移植？

不是。

糖尿病患者在术前做好血糖控制，特别是患者对血糖控制的依从性能够确保血糖控制在正常范围内，是可以考虑移植的。同时这类患者术后也要加强对血糖的管理，减少术后血糖异常对新肾脏的损伤。

肥胖的患者可以在等待期控制体重，尽可能在术前减轻体重，如果移植机会到了，还没有减到正常范围体重（BMI < 25 kg/m²），可以选择机器人辅助下的腹腔镜肾移植手术，术后需要配合医护人员做好相关并发症的预防与护理。

3. 年龄过大不适合肾移植？

不是。

移植主要看患者整体的身体状况能否耐受手术及术后的免疫抑制治疗，年龄不是限制因素。临床上有 70 多岁的患者接受移植，术后效果良好。但是也要考虑到年龄较大，发生并发症的风险更高。因此术后需要配合医务人员做好相关并发症的预防管理。

（赵上萍）

参考文献

[1] 赵英鹏，刘静，杨倩，等. ABO 血型不相容器官移植的临床应用［J］. 中华器官移植杂志，2020，41（5）：305 - 308.

[2] 王显丁，吕远航，黄霞，等. ABO 血型不相合肾移植预处理对受者免疫状态及移植效果的影响［J］. 中华器官移植杂志，2019，40（12）：717 - 722.

第三节　透析与肾移植之间的博弈

医护科普

1. 透析与肾移植有什么区别?

透析与肾移植的区别见表1-2。

表1-2　透析与肾移植的区别

分类	透析治疗（血液/腹膜透析）	肾移植
作用机制	利用透析器（血液透析，简称血透）或腹膜（腹膜透析，简称腹透）来代替肾脏功能，清除体内代谢废物和多余的水	将一个健康人的肾脏移植到尿毒症患者体内，基本替代正常肾脏的生理功能
适宜人群	终末期肾病（CKD5 期）患者，GFR < 15 mL/（min·1.73 m^2）的患者；等待肾移植者	终末期肾病（CKD5 期）排除肾移植禁忌证的患者（例如严重的活动性感染、活动期恶性肿瘤等），GFR < 15 mL/（min·1.73 m^2）的患者
治疗要求	需要定期、规律治疗。腹膜透析可在家治疗，血液透析在医院治疗	需要供体器官，术后遵医嘱定期随访，终身服用免疫抑制剂

2. 与透析相比，肾移植具有哪些优势?

（1）与透析相比，肾移植患者的生存率较高（表1-3、图1-4）。

表1-3　肾移植、血透及腹透患者生存率比较

患者	3 年成活率/%	5 年成活率/%	10 年成活率/%
肾移植患者	95	90	60
血透患者（HD）	75	62	29
腹透患者（RD）	77	72	23

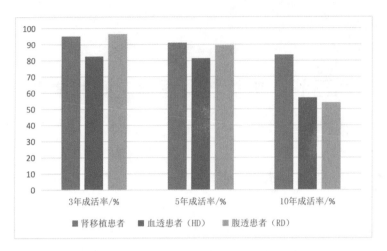

图1-4　肾移植、血透及腹透患者生存率比较

（2）肾移植患者与血透患者相比，整体远期医疗费用相对较低（表1-4、图1-5）。

表1-4　肾移植、血透及腹透费用比较

患者	年均额/万元	年涨幅/%	8年累计额/万元
肾移植患者	11.22	1.27	87.24
血透患者（HD）	10.75	5.18	102.7
腹透患者（RD）	8.6	3.27	87.16

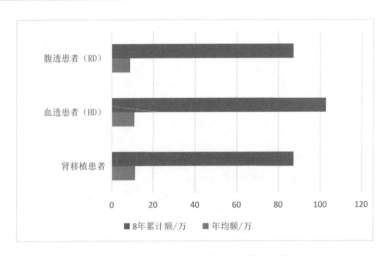

图1-5　肾移植、血透及腹透费用比较

（3）生活质量更高

肾移植患者比透析患者生活质量更高（表1-5）。

表1-5 肾移植患者与透析患者生活质量比较

	透析患者	肾移植患者
治疗	规律透析，血透患者2~3次/周；腹透患者4次/天，时间、地点受限	按时服药，定期复查，复查原则先密后疏
饮食	限制水、盐、钾、磷及嘌呤物质的摄入，影响食欲	正常饮食，保证营养均衡
活动	日常活动，但受到视力减弱、贫血、骨质疏松等影响，不宜远行	可做轻、中度运动，高强度剧烈运动需要酌情考虑，因人而异，宜远行
工作	50%的患者恢复工作	80%的患者恢复工作
性功能	不足40%的患者恢复性功能	超过80%的患者恢复性功能

3. 与透析相比，肾移植存在什么风险？

肾移植在终末期肾病的治疗中起着至关重要的作用，它不仅可以提高患者的生活质量，还可延长患者的生存时间。肾移植虽然目前取得了一定进步，但术后并发症仍然是肾移植成败的关键，肾移植术后的并发症率为5%~25%，且肾移植术后终身需要服用免疫抑制剂，伴随着潜在的一系列并发症，如感染、移植肾排斥、心血管疾病等，影响患者的生活质量，甚至威胁患者的生命，相关内容具体见第三章内容。

▌ 误区提醒 ▌

1. 换了肾就一劳永逸了？

肯定不是。

换肾后就可以一劳永逸的想法肯定是错误的。虽然成功的手术可以让肾移植受者像正常人一样工作、生活，饮食的限制相比透析来说也少得多，并且恢复良好的肾移植受者寿命也会更长。但肾移植手术需要承担手术风险，术后需要长期服用免疫抑制药物，患者还需要面对发生各种术后并发症的情况。如果移植效果不佳，需要做好再次透析或者再次移植的准备。换肾以后还需要医务人员及患者的共同管理，以保证移植肾的正常功能。

（李霞）

参考文献

[1] 余雪影，李亦兵. 不同医保形式下终末期肾病血液透析患者的直接经济负担[J]. 中国药物经济学，2021，16（11）：15-24.

[2] 王明君，李燕，李宁，等. 肾移植前不同透析方式对肾移植预后的影响[J]. 中国药物与临床，2021，21（18）：3081-3086.

[3] 陈前芳，李嵘，汤医涛. 肾移植患者和维持性血液透析患者生活质量水平的对比研究[J]. 当代护士（中旬刊），2018，25（10）：141-144.

[4] 陈富升. 单中心腹膜透析生存率及影响因素分析[D]. 广东：广州中医药大学，2013.

[5] 曾辉. 糖尿病肾病与非糖尿病肾病患者维持性血液透析生存率对比分析[J]. 黑龙江医学，2013（12）：1170-1171.

[6] 陈好雨，杨浩森，周华. 肾移植术后外科并发症的研究进展[J]. 中国药物与临床，2020，20（15）：2546-2548.

[7] 贾浪，陈凯，田明武，等. 肾移植受体术后免疫抑制剂治疗对新发恶性肿瘤发生率及影响因素分析[J]. 肿瘤预防与治疗，2022，35（6）：527-531.

第四节　肾源从哪里来

| 医护科普 |

1. 移植的肾脏从哪里来？

我国肾脏来源有活体捐献和公民逝世后捐献两种方式（表1-6），移植肾相关的所有医疗行为均要符合我国相关法律法规，严禁器官买卖。

表1-6　肾移植肾脏来源

肾脏来源	俗称	要求
活体捐献	活体肾、亲属肾	在捐献人自愿、无偿的情况下，需要年满18周岁，具有完全民事行为能力，捐献者与肾移植接受者是三代以内的血缘关系，或者是结婚三年以上或婚后育有子女的配偶，或者是养父母与养子女、继父母与继子女的关系
公民逝世后捐献	外源肾、尸体肾等	公民生前（完全民事行为能力人有权依法自主决定）有捐献意愿，采用书面形式（完成器官捐献志愿登记）或订立遗嘱，且其配偶、子女及父母共同书面表达同意人体器官捐献意愿，或公民生前未表达拒绝捐献意愿，其配偶、子女及父母共同书面表达同意人体器官捐献意愿

2. 生前有捐献意愿，逝世后一定可以捐肾吗？

不一定。

需要再次确定捐献意愿，包括直系家属意愿（表1-7）。另外，捐献者生理条件的评估将由专职器官捐献协调员和器官捐献评估小组负责，评估通过以后才能最终决定。

表1-7　捐献前评估捐献意愿和捐献者生理条件

捐献意愿	需要满足患者生前有捐献意愿，同时逝者的所有直系亲属都一致同意捐献
生理条件	免疫学评估、患者合并症及濒死治疗情况、供肾质量评估、配型

3. 公民逝世后捐献的器官如何分配？

肾脏移植匹配名单（以下简称匹配名单）是指结合器官捐献者肾脏的临床数据、肾脏移植等待者的自身情况和其他匹配因素，由分配系统按照既定的规则，自动输出的一个有序名单，器官会根据该顺序进行分配和移植（表1-8）。

表1-8　公民逝世后捐献器官的分配影响因素

分配影响因素	具体内容
地理因素	按照器官捐献者与肾脏移植等待者的相对地理位置进行器官匹配。首选是捐献者所在的移植医院，再拓展至区、市、省、全国
血型匹配	肾脏移植等待者与器官捐献者 ABO 血型应当相同或相容
等待者评分	该评分系统由等待时间得分、器官捐献者亲属优先权、等待者致敏度、人类白细胞抗原（HLA）配型匹配度、儿童等待者优先权组成。分数越高，排名越优先

4. 公民逝世后捐献器官流程

公民逝世后捐献器官流程如图 1-6。

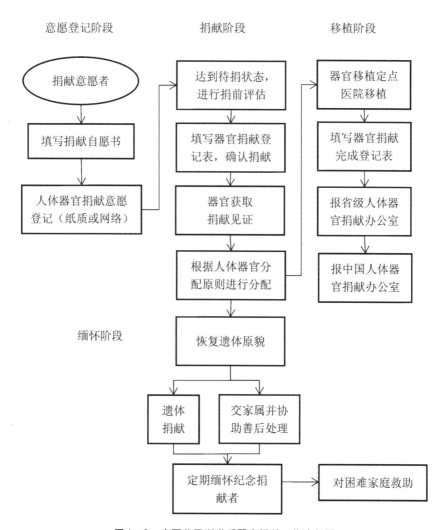

图 1-6　中国公民逝世后器官捐献工作流程图

| 误区提醒 |

1. 肾脏是可以买卖的吗?

绝对不可以!

《中华人民共和国民法典》及《人体器官移植条例》明确规定，任何组织或者个人不得强迫、欺骗或者利诱他人捐献人体器官。

法律法规严禁器官买卖，买卖器官是违法行为!

（赵上萍　曹舒瑛）

参考文献

[1] 中国红十字会总会，国家卫生健康委员会. 人体器官捐献登记管理办法. 2021 - 1 - 7.

[2] 中国红十字会总会. 卫生部关于进一步推进人体器官捐献工作的意见. 2012 - 8 - 1.

[3] 中国卫生健康委员会. 关于印发中国人体器官分配与共享基本原则和核心政策的通知. 2018 - 7 - 12.

第五节　有移植意愿怎么进入等待队列

| 医护科普 |

1. 肾移植意愿备案登记及提交的资料流程

（1）亲属肾移植

亲属肾移植备案登记及提交的资料流程如图 1 - 7。

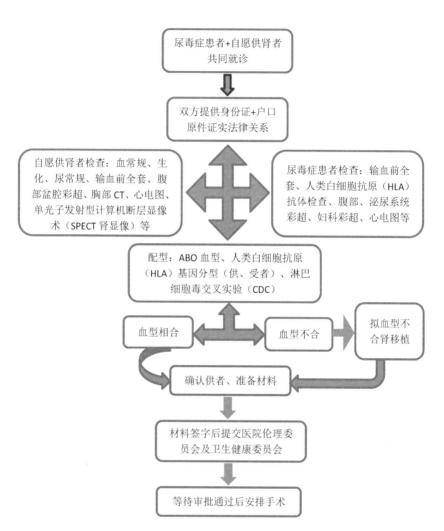

图 1-7　亲属肾移植备案登记及提交的资料流程

（2）外源肾移植

外源肾移植备案登记及提交的资料流程如图 1-8。

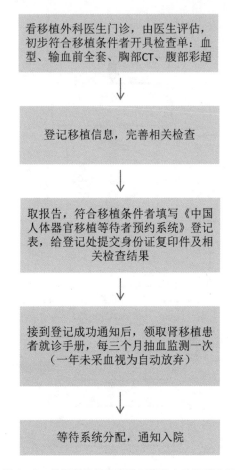

图1-8　外源肾移植备案登记及提交的资料流程

2. 等待期间需要做什么？

积极透析，和医务人员合作，减少和控制相关并发症，调整心态，积极乐观，为肾移植手术做好身体和心理的充分准备。

3. 会等待多久才能移植？

不确定。

等待移植时间在3～5年较为多见，有很多客观决定因素，如肾源、配型、移植中心排队人数等。

▌ | 误区提醒 |

1. 电视剧里尿毒症患者说要做肾移植手术马上就能做，是真的吗？

不是。

做肾移植手术前需要较长的准备和等待时间。一是亲属供肾移植术前需要依法依规完成资料准备、身体检查、伦理审查等流程，花费的时间为 1~3 个月，即使审批手续完成，还需要等待入院手术。二是等待公民逝世后器官捐献移植的患者很多，需要根据先后次序及配型。

（杨亚莉）

参考文献

[1] 陈知水，陈孝平. 移植医学 [M]. 武汉：华中科技大学出版社，2018.12.

[2] 杨亚娟，彭飞，王蓓. 外科疾病健康宣教手册 [M]. 上海：上海科学技术出版社，2020.1.

[3] 谷波，赵上萍. 临床实用技术系列·华西医学大系·肾移植临床护理手册 [M]. 成都：四川科学技术出版社，2021.4.

[4] 杨靖. 探讨肾移植受者的焦虑和抑郁心理状况及护理 [J]. 临床医药文献电子杂志，2020，7（26）：104－105.

[5] 谷波，谭其玲，陶冶. 解读肾移植 [M]. 北京：科学出版社，2012.11.

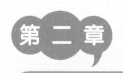
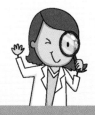

第 二 章

肾小幺的肾移植住院之旅

　　肾小幺经过前期准备，终于在某一天接到了医院电话，通知他可以办理入院进行手术。肾小幺听到后万分高兴，赶紧带上身份证、社保卡等资料一路奔向了医院。肾小幺入院后会发生什么呢？我们一起去瞧瞧吧！

第一节　术前准备

| 医护科普 |

1. 肾移植患者手术前需要做哪些准备？

（1）实验室检查

肾移植患者手术前需要做的实验室检查见表 2 - 1。

表 2 - 1　肾移植患者手术前需要做的实验室检查

实验室检查	目的	项目
血液标本	检查整体的身体情况，是否能耐受手术	血常规、凝血常规、肝功能、肾功能、相关传染病检测（梅毒、乙肝、丙肝、人体免疫缺陷病毒）、巨细胞病毒、真菌 GM 试验
	肾移植配型情况，是否适合此次肾移植	ABO 血型、人类白细胞抗原（HLA）、补体依赖性淋巴细胞毒性交叉试验（CDC）、供者特异性抗体（DSA）、群体反应性抗体（PRA）
大便样本	检查消化道	大便常规
小便样本	检查肾功能	小便常规（有小便者留晨起第一次小便）

（2）影像学检查

心电图、泌尿系统彩超、腹部彩超及胸部 CT 等。

（3）签署手术相关知情同意书

患者本人（成年人）或患者的法律委托人签署手术知情同意书、输血知情同意书及麻醉知情同意书等。特别强调，术前一定要如实告知医务人员自己的真实病情、手术史及药物使用情况。

（4）术前透析

术前 24～48 小时安排血液透析一次。腹膜透析患者进行常规透析，术前将腹透液放出。

（5）药物使用

术前口服 1 次免疫抑制剂霉酚酸类（具体时间根据所在移植中心要求为准），需要每隔 12 小时服用 1 次；等待手术当天会遵医嘱常规使用静脉免疫抑制诱导剂，在配型无错配情况下可遵医嘱不使用静脉免疫抑制诱导剂；以上口服及静脉具体用药时间及剂量遵医嘱。

（6）个人准备

戒烟，建议刷牙漱口、修剪指甲、保持皮肤清洁，减少术后感染；不化妆、不涂指甲油，术前取下首饰、假牙、指甲片等，避免对医疗设备监测的干扰。

（7）心理准备

学习肾移植术前及术后自我管理知识，有疑问及时与医务人员沟通，若过度紧张影响日常生活或睡眠，可请心理卫生医生疏导或进行药物治疗。

| 误区提醒 |

1. 做好了术前准备，肾移植一定会成功吗？

不一定。

医务人员希望每个患者的手术都成功，但手术会受到很多因素的影响，充分的术前准备是为了确保手术的顺利进行。如果术前准备不充分，可能导致手术不顺利，肾移植成功的可能性也会大打折扣。

肾移植的成功与否主要与肾功能恢复情况有关，肾移植恢复情况受多方面因素影响，如供肾质量、自身抗体情况、患者依从性等。临床常见的情况是：手术过程顺利，但是术后患者发生了排斥或肾功能延迟恢复等情况。

2. 做完了术前准备，一定能做移植手术吗？

不一定。

供者（包括活体供者和逝世后捐献的供者）随时有权利做出拒绝捐献肾脏器官的决定，如供者（或家属）提出拒绝捐献肾脏，医生会随时停止手术。

公民逝世后捐献的肾脏取出来后，如果移植医生判断该肾脏不符合移植标准，为尽可能保证受者移植的效果，会停止该次移植手术。

3. 受体查出癌症或活动期结核可以隐瞒病情继续手术吗？

不可以！

肾移植受体手术后需要使用免疫抑制剂，用药后受体免疫力下降，会增加结核感染和患癌的风险。供受体的健康问题应如实告知医务人员，以便准确评估，保证患者的生命安全。

（杨亚莉　唐文豪）

参考文献

[1] 陶一明，王志明.《外科手术部位感染的预防指南（2017）》更新解读［J］. 中国普通外科杂志，2017，26（7）：821‑824.

[2] 黄秋瑜，华吉娜，张颉. 围术期综合呼吸功能训练对肺癌肺叶切除术患者的影响［J］. 齐鲁护理杂志，2021：（12）.

[3] 陈知水，陈孝平. 移植医学［M］. 武汉：华中科技大学出版社，2018.

[4] 杨亚娟，彭飞，王蓓. 外科疾病健康宣教手册［M］. 上海：上海科学技术出版社，2020.

[5] 武桢，高宏君. 抗体免疫诱导剂在肾移植中的应用进展［J］. 器官移植，2011：（5）.

第二节　术后病情监测

｜ 医护科普 ｜

1. 术后为什么要住监护病房？

为了保护患者的健康。

手术应激、术后短时间内使用大剂量激素及免疫抑制剂的使用会降低肾移植受者的抵抗力，监护病房将受者与其他患者或家属分开，是对受者的保护性隔离，可降低术后感染的风险。

2. 术后为什么要监测生命体征？

生命体征包括体温、脉搏、呼吸和血压，是术后多种并发症的首要且敏感的指征，监测生命体征有助于早期识别病情变化、及早处理异常情况。

（1）体温：将水银体温计放于腋窝处，5 分钟后取出读数。测量前应将水银柱甩至 35℃ 以下，还应注意在测量体温前半小时避免运动或饮用热水，正常值为 36.1 ~ 37.2℃。体温升高有可能与手术热或感染有关；低体温可能与术中大量液体输入、环境温度低有关。

（2）脉搏/心率：脉搏/心率的快慢反映心脏功能的情况，正常值为 60 ~ 100 次/分。手术后早期床旁心电监护仪监测脉搏/心率，如果有异常心率或心电图出现报警音，可提醒医务人员及时处理。

（3）呼吸：可一定程度上反映肺部功能和体内氧气含量，常规成人术后呼吸次数为 16 ~ 20 次/分。

（4）血压：手术后血压过高或过低对移植肾功能恢复都不好，血压宜控制在 140/90 mmHg* 以内，特殊情况下更低，高血压者应该逐渐达标。临床上术后早期如果返回 ICU 可能会采用有创动脉血压监测，但是其需要穿刺动脉安置相关监测装置，可能会引发血管痉挛、血栓形成、颗粒物栓塞等并发症。更为大家熟悉的是无创血压监测，采用无创血压仪或心电监护仪的血压监测功能，需要选择适合患者大小的袖带，监测时袖带松紧度为能伸入 1~2 指为宜，测量应避开动静脉内瘘、偏瘫、血液循环差或输液侧的肢体。定期应该对无创血压监测仪进行校准。

3. 手术后不缺氧为什么还要吸氧?

吸氧可以缓解手术应激对身体的伤害，改善术中因呼吸功能受损导致的缺氧状态，可以减少感染风险。

4. 术后如何做有效的深呼吸?

深呼吸如图 2-1 所示：上图为缩唇呼吸，下图为腹式呼吸。

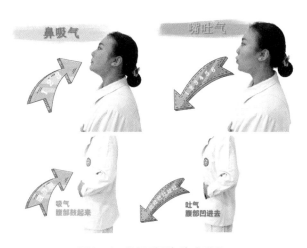

图 2-1　缩唇呼吸与腹式呼吸

---

* 1 mmHg = 0.133 kPa。

5. 术后为什么连着几天抽那么多血？

术后血液检查内容通常包括肝肾功能、血常规、药物浓度、感染指标等。抽血做实验室监测的目的在于：动态了解术后患者的肾功能恢复情况、水电解质平衡状况及免疫抑制药物剂量是否合适。因为肾移植术后早期病情不稳定，使用免疫抑制剂会导致机体免疫力下降，易发生感染，特别是外源肾感染的风险更高，所以需要频繁监测相关指标，便于及时调整治疗方案，等患者的肾功能及药物浓度稳定后，抽血频次也会随之减少。

6. 术后早期为什么要天天测体重？

（1）目的：体重的变化可以反映身体排水/蓄水情况及营养状况；也可作为调整免疫抑制剂剂量的参考指标；还可间接反映移植肾功能的恢复情况。

（2）方法：每天早晨空腹，排空大小便后，穿同一重量的衣服在同一体重秤上测量体重，并记录在肾移植术后健康观察本上。

7. 术后为什么要准确记录尿量？

（1）目的：尿量的多少可以初步判断移植肾功能的恢复情况，同时评估患者的出入量是否平衡，以便医务人员进行液体管理和饮食指导。

（2）方法：使用固定量杯或有刻度的小便引流袋测量。使用量杯测量时应该注意目光平视刻度表记录数值，以免误差过大。通常术后 24 小时内须每小时记录尿量，术后第二天起适时记录尿量，每日早晨 7:00 汇总前一天 24 小时尿量。

8. 术后恶心、呕吐、腹胀等不舒服怎么办？

术后恶心、呕吐、腹胀的原因及处理方法见表2-2。

表2-2 术后恶心、呕吐、腹胀的原因及处理方法

胃肠不适	原因	处理
恶心、呕吐	可能与麻醉药物的使用及术中刺激胃肠道有关	呕吐时需要头偏一侧，避免误吸呕吐物，导致窒息或肺部感染。如呕吐严重，遵医嘱使用止吐药物
腹胀	可能与麻醉药物对神经刺激引起胃肠功能抑制及腹腔镜术后气体在腹腔残留有关	可通过早期下床活动、热敷、按摩、穴位刺激等方式促进肠蠕动。饮食上避免食用豆类、牛奶、甜食等产气食物

■ | 误区提醒 |

1. 术后有医生护士在，患者自己不用管任何事了？

当然不行！

健康管理需要医患携手，共同管理。术后患者病情不稳定，术后医务人员会密切观察，及时处理异常情况。但是自己是身体健康的第一责任人，人对自己身体变化的感受最为敏感，如果有异常情况应及时告知医务人员，并积极配合做好相关检查及处理。不管是生命体征、引流量、尿量、体重，还是检查结果，患者都应该去学习、了解、记录，以便患者和医务人员动态掌握肾功能和身体的恢复情况。

（杨亚莉）

参考文献

[1] 修培宏，米凯. 围手术期治疗与护理基本知识问答［M］. 北京：中国医药科技出版社，2004.

[2] 杨晓霞，李素云. 现代外科健康教育：围手术期分册［M］. 武汉：华中科技大

学出版社，2017.

［3］张春谊，廖习坪，杨霞，等. 踝泵运动预防颌面部肿瘤术后下肢深静脉血栓形成的临床观察［J］. 实用口腔医学杂志，2021：（4）.

［4］谷波，赵上萍. 临床实用技术系列 华西医学大系 肾移植临床护理手册［M］. 成都：四川科学技术出版社，2021.

［5］谷波，谭其玲，陶冶. 解读肾移植［M］. 北京：科学出版社，2012.11.

［6］丁淑贞，张萍. 护士"三基"训练考点与技能图解［M］. 郑州：河南科学技术出版社，2019.

［7］钱叶勇，袁铭. 肾移植实用全书［M］. 北京：人民军医出版社，2012.

第三节　免疫抑制剂治疗

｜ 医护科普 ｜

1. 肾移植为什么要使用免疫抑制剂？

免疫抑制剂的作用机制是降低免疫系统识别外来物的敏感性，从而不攻击移植肾。每个人都有自身的免疫系统来保护身体，以抵抗外界病毒、细菌等的侵犯。肾移植术后自身免疫系统会认为移植肾是外来物，免疫系统会对它进行攻击。通俗地来说，免疫抑制剂可以帮助身体不排斥移植肾，让移植肾和身体和平友好相处。

2. 免疫抑制剂的种类有哪些？

目前临床常用的免疫抑制剂主要有霉酚酸类、钙调磷酸酶抑制剂类、糖皮质激素及其他单/多克隆抗体类药物，详细的用法、用量及副作用等详见表2-3~表2-6，不同移植中心会根据病人具体情况适当调整用药剂量。

表2-3 霉酚酸类药物

药物商品名	赛可平250 mg/片、骁悉250 mg/粒、米芙（肠溶片）180 mg/片
使用频次	每12小时服用一次
使用剂量	0.75~1.00 g/（kg·d）、肠溶片360~720 mg（kg·d）
常见副作用	（1）机会性感染，如尿路感染、巨细胞病毒及疱疹病毒感染等，会增加巨细胞病毒性肺炎的发生 （2）骨髓抑制，如外周血白细胞减少 （3）消化道症状，恶心、呕吐、腹泻、便秘、胃肠道出血等，肠溶片的胃肠道反应轻微 （4）与其他免疫抑制剂联合应用时，可能会增加淋巴瘤和其他恶性肿瘤（特别是皮肤癌）发生的风险

表2-4 钙调神经磷酸酶抑制剂药物

药物商品名	他克莫司胶囊	他克莫司缓释胶囊	环孢素软胶囊（新山地明/新赛斯平）
使用频次	每12小时服用一次	每24小时服用一次	每12小时服用一次
使用剂量	0.05~0.15 mg/（kg·d）		3~6 mg/（kg·d）
常见副作用	（1）神经毒性和消化道不良反应较明显，临床表现有头痛、失眠、无力、恶心、呕吐、腹泻等 （2）肝、肾功能损伤，高钾血症及低镁血症 （3）胰岛细胞毒性，导致胰岛素的合成和分泌减少，继发高血糖 （4）常见的不良反应还有高血压、白细胞增多等		（1）约1/3的患者可出现与剂量相关的肾功能损伤，可致血清肌酐增高，肾小球滤过率下降等 （2）较常见的不良反应包括肝毒性和神经毒性 （3）高钾血症 （4）可出现厌食、恶心、呕吐等胃肠道反应及多毛、牙龈增生伴出血、疼痛等 （5）过敏反应、胰腺炎、白细胞减少、雷诺综合征、糖尿病、血尿等较少见

表2-5 其他口服免疫抑制剂

商品名	强的松 （醋酸泼尼松片）	美卓乐 （甲泼尼龙片）	西罗莫司胶囊（雷帕霉素）
使用频次	一天一次		
使用剂量	术后第4日起始剂量60 mg/d，根据病情逐日减量，病情稳定后维持剂量为5~10 mg/d		2~6 mg/d
常见副作用	（1）可增加感染和恶性肿瘤的发生，可增加病毒性肝炎和肝癌的复发 （2）易引起移植后糖尿病及代谢性骨病 （3）可致伤口愈合延迟 （4）长期使用可致白内障、高血压、肥胖、骨质疏松、消化道溃疡、儿童生长抑制、肾上腺皮质功能减退等		（1）最常见的不良反应为高脂血症 （2）西罗莫司与蛋白尿的发生密切相关，合并糖尿病的受者较易在更换为西罗莫司后出现蛋白尿 （3）相关性间质性肺炎 （4）可导致骨髓抑制及切口愈合不良

表2-6 静脉用免疫抑制剂

药物名	使用频率	使用剂量	常见副作用
兔抗人胸腺细胞免疫球蛋白	每日一次，据情况使用3~5 d	25~50 mg/d	（1）过敏反应 （2）白细胞减少和血小板减少较常见 （3）增加巨细胞病毒感染的发生率 （4）反复多次应用可增加淋巴组织增生性疾病和恶性肿瘤的发生率
兔抗人T淋巴细胞免疫球蛋白		100~200 mg/d	
猪抗人T细胞免疫球蛋白	每日一次，据情况使用3~5 d	0.25~0.5 g/d	发热、寒战、荨麻疹、血清病，严重者可出现过敏性休克
巴利昔单抗	术前2小时内及术后第4 d给药，每日一次	20 mg/d	不良反应较少；少见的不良反应包括发热、乏力、头痛、胸痛、咳嗽、呼吸急促、心率加快、血压升高、血糖升高、恶心、呕吐、便秘、腹泻、皮肤切口愈合缓慢等

续表

药物名	使用频率	使用剂量	常见副作用
注射用甲泼尼龙琥珀酸钠	术后前3日，每日一次	200～500 mg/d	（1）可增加感染和恶性肿瘤的发生率，可增加病毒性肝炎和肝癌的复发 （2）易引起移植后糖尿病及代谢性骨病 （3）可致伤口愈合延迟 （4）长期使用可致白内障、高血压、肥胖、骨质疏松、消化道溃疡、儿童生长抑制、肾上腺皮质功能减退等

3. 为什么要查免疫抑制剂的药物浓度？

药物浓度很重要！

免疫抑制剂的药物浓度安全范围较窄，药物浓度过高会增加感染风险，浓度过低会增加排斥风险。这是一个天平的两端（图2-2），医生需要根据药物浓度及患者临床表现调整药物剂量，

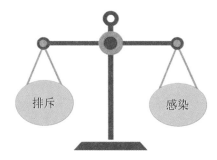

图2-2 免疫抑制剂的治疗天平

以达到免疫抑制和预防感染的最佳平衡状态。

免疫抑制剂在不同的人体内吸收代谢的程度有差异，服用同样剂量的药物，有的人可能浓度合适，但也有人浓度会过低或者过高，所以术后早期患者需要频繁监测药物的浓度。随着移植时间增加，免疫抑制剂在体内形成较为稳定的浓度水平且无其他并发症时，监测药物浓度的频次就会减少。当怀疑感染或排斥时，药物浓度常常是必要的检查指标之一。四川大学华西医院肾移植中心常见的药物浓度抽血时间表详见表2-7。

表 2-7 常见药物浓度抽血时间表

药物商品名	空腹	早上服免疫抑制剂药物服药后				
		0.5 小时	1.5 小时	2 小时	4 小时	6 小时
赛可平/骁悉	√	√		√	√	
米芙	√		√		√	√
他克莫司/普乐可复	√					
环孢素	√			√		
西罗莫司	√					

4. 为什么要遵医嘱服用免疫抑制剂？

免疫抑制剂服用不规范是导致移植肾失去功能的主要原因之一。

服药不依从体现在服药时间不固定、服药剂量自行更改、药物漏服、药物多服甚至停药等。以上情况均可导致体内药物浓度不稳定，极易造成排斥反应、感染等。早期排斥反应常常是隐匿的，等发现后挽救移植肾功能的可能性会降低。建议患者通过学习药物知识、提高健康的自我管理意识及设置服药提醒等方法，以增加肾移植术后免疫抑制剂的服药依从性。

5. 出院后回家可以调整口服免疫抑制剂的服药时间吗？

可以，但是有条件！

服药时间可以适当调整，但应严格遵循服药间隔12小时的原则。因为患者出院后要综合考虑自身作息、上班时间、抽血检查及到医院的通勤距离等因素。同时，服药时间不可频繁调整，尤其是在进行药物浓度监测前的 2～3 d。因为服药时间的改变可能会导致体内药物浓度的变化。

6. 服用免疫抑制剂药后呕吐怎么办？

偶发呕吐可自行观察，频繁呕吐应及时就医，寻找病因。如果出现服药后呕吐，要注意观察呕吐物的颜色、量、性质，呕吐物中有无药片等。呕吐后的服药用量详见图2－3。

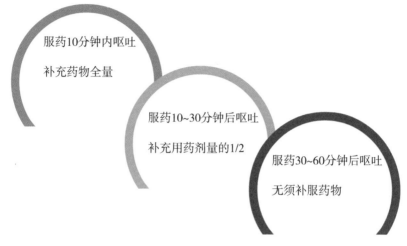

服药10分钟内呕吐

补充药物全量

服药10~30分钟后呕吐

补充用药剂量的1/2

服药30~60分钟后呕吐

无须补服药物

图2－3 呕吐后建议服药用量

5. 如果漏服免疫抑制剂怎么办？

关于漏服药物是否需要补服药物，文献上尚无明确的数据支撑，具体需要根据药物的半衰期、漏服药物的时间点及药物的相互作用来决定，根据临床医生指导进行补服，必要时需要监测药物浓度。漏服药物补服有以下基本原则，分别是：

◎ 如1 d服药一次的激素，可以立即补服全量。

◎ 每12小时一次的免疫抑制剂，漏服药发生6小时以内，应立即按原剂量补服，下次服药仍可按原间隔时间。超过6小时，不补服，下次服药按原计划服药。

◎ 如果不记得时间，可以在发现漏服药物后立即补服，下次服药时间依次顺延。

◎ 切不可在下次服药时加大剂量服用，以免引起药物中毒。

所以应尽量避免漏服药，预防为主，对于肾移植患者口服免疫抑制剂非常重要，强烈建议大家通过设置闹钟或提醒事项等方式提醒自已按时按量服药。同时调整药物服药时间后 2 ~ 3 d 非必要不查药物浓度，具体建议咨询移植科医生。

6. 生活中哪些常见食物可能会影响免疫抑制剂的药物浓度？

在日常生活中，有些食物会因个体差异对药物产生一些影响（图 2-4），但是，食物对药物的影响是需要积累到一定的量才会影响药物浓度，所以不是不能吃，而是尽量少食，避免多食；所以大家也不要特别担心，多样化饮食即可。当然，最重要的是定期监测药物的浓度。

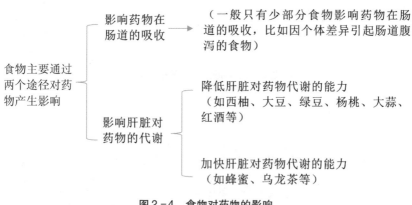

图 2-4 食物对药物的影响

| 误区提醒 |

1. 免疫抑制剂吃了是不是身体就没有免疫力（抵抗力）了？

不是。

免疫抑制剂是让自身免疫系统对移植肾的异己识别功能降低，但是不等于让机体失去所有免疫力。理想的免疫抑制用药方案是避免机体的药物浓度过低导致感染或药物浓度过高发生排斥反应。

2. 如果今天抽药物浓度的一个时间点没抽到血，当天的血就白抽了吗？

不是，可以补抽。

大家不要慌，第一天漏掉的哪个时间点的血标本，第二天按常规服药时间服药后可以补抽相应时间点的血液。不能因为一次漏采血就不去采血，实验医学科会根据采血的几次时间点来计算药物浓度的值，如果不补抽，之前采血的样本才真的就浪费了。

3. 肾功能稳定后是否可以停用免疫抑制剂？

当然不可以！

就目前医学技术而言，同种异体肾移植术后必须长期服用免疫抑制剂；如果突然停药、减药都可能造成药物浓度不够，容易使机体发生排斥，造成肾功能损害，而且一旦造成器官的损害，治疗只能延缓和控制损害的发展。

（陈晓琴）

参考文献

[1] 杨秋媚. 常用免疫抑制剂及其免疫抑制机理概述 [J]. 生物学教学，2019，44
　　（7）：2 - 3.

[2] 田普训，敖建华，李宁，等. 器官移植免疫抑制剂临床应用技术规范（2019 版）
　　[J]. 器官移植，2019，10（3）：213 - 226.

[3] 赵大强，洪良庆，王长希. 肾移植后西罗莫司的应用方案选择 [J]. 世界临床
　　药物，2014，35（6）：343 - 350.

[4] 李雯，华燕. 影响肾移植术后患者服药依从性的因素调查及护理干预研究 [J].
　　实用器官移植电子杂志，2020，8（2）：110 - 114.

[5] 石浩强. 漏吃的药不能随便补服 [J]. 江苏卫生保健，2021（5）：31.

[6] 金锐. 漏服药物怎么办 [J]. 健康博览，2017（4）：46 - 47.

[7] 戴伦. 老人漏服药物怎么办 [J]. 家庭医学，2020（5）：16.

[8] 陈艳君，刘梅，靳倩，等. 食物影响口服药物吸收的研究进展 [J]. 中国新药杂
　　志，2018，27（10）：1137 - 1143.

第四节 管道管理

| 医护科普 |

1. 肾移植术后会新安置哪些管道？

肾移植术后新安置的管道见表2-8。

➢ 看得见的——尿管和创腔引流管，其中部分患者创腔引流管无须安置。

➢ 看不见的——双J管。

表2-8 肾移植术后新安置的管道

管道名称	位置	目的	不适症状	拔管时机
尿管	膀胱与尿道	保持尿道通畅，监测尿量，降低膀胱压力，促进吻合口愈合	膀胱痉挛：阵发性强烈的尿意，有时尿液会沿导尿管溢出，肛门有坠胀感，小腹有疼痛感及尿道外口反射痛	一般情况是手术后6~7 d
创腔引流管	移植肾周	引流伤口内的渗血、渗液等	活动时伤口处疼痛	颜色变淡且量减少时，一般引流量<50 mL可考虑
双J管	输尿管内	支撑输尿管，引流尿液	膀胱刺激征、腰痛及血尿	术后1~2个月，通常<3个月

2. 新安置管道意外拔除有哪些危害？

◉ 尿管意外拔除：可直接增加对膀胱、尿道平滑肌的刺激损伤，导致患者出现疼痛、尿路刺激征、尿道损伤、尿路感染等不良情况，特别是过早拔除，会影响膀胱输尿管吻合口，严重者会导致吻合口瘘，小便进入腹腔，从而增加患者痛苦、延长住院时间等不良后果。

◎ 创腔引流管意外拔除：可能导致移植肾周积液、伤口愈合不良及感染风险增加等，甚至影响移植肾的功能恢复。

3. 如何预防管道意外脱落？

（1）妥善固定

尿管及创腔引流管均用胶布或专用固定装置进行二次固定，如胶布有松脱，请及时告知医务人员更换。

（2）有意识保护

卧床翻身时注意动作缓慢，避免管道牵拉、受压或折叠；下床活动时，理顺管道，避免缠绕，可固定在自己衣服或裤子上，避免活动时牵拉。

（3）不自行拔除

如果有疼痛或其他不适，及时告知医务人员处理，勿自行拔除。

4. 透析管路术后不透析，需要维护吗？

需要。

术后常规暂时保留透析管路，如果肾功能异常时可用于透析过渡治疗。因此，护理人员会定期维护透析管路。

患者需要注意个人卫生，夏季炎热多汗应重点观察无菌敷料是否渗湿、松脱。注意管道固定情况，如果出现移位、脱出、渗血、渗液、肿痛等情况，及时告知医务人员处理。

| 误区提醒 |

1. 手术后可以立即拔除尿管吗？

不可以！

通常术后保留尿管需要安置 6～7 天。目的是保持尿道通畅，监测尿量，同时促进吻合口的愈合，如果术后立即拔除，会导致尿液引流不畅、尿道狭窄等情况，严重者可影响移植肾功能。

2. 留置尿管后尿道口漏尿 = 尿管堵塞？

不一定。

留置尿管后尿道口漏尿就是尿液沿着尿管及尿道之间的缝隙从尿道口漏出。患者出现留置尿管漏尿可能与情绪紧张、尿管堵塞、膀胱痉挛或尿管型号不合适等有关。

患者出现漏尿应及时告知医务人员，医务人员查明原因后会根据实际情况进行调整水囊大小、热敷下腹部、给予止痉药物或更换尿管等处理。

（刘小芳）

参考文献

［1］刘正. 多学科协作加速康复外科在肾移植病人围术期管理中的应用［J］. 全科护理，2020，18（11）：1378-1381.

［2］孟晓云，孙珂珂. 肾移植护理技术操作规范［J］. 实用器官移植电子杂志，2019，7（5）：334-336.

［3］吴建永，雷文华. 中国肾移植围手术期加速康复管理专家共识（2018 版）［J］. 中华移植杂志，2018，12（4）：151-156.

［4］王志明，续晓方，郭丰富. 双 J 管附壁结石研究进展简述［J］. 微创泌尿外科杂志，2020，9（3）：212-216.

［5］穆鑫，王加良，张建育，等. 双 J 管留置术后患者不耐受的原因分析［J］. 中国卫生标准管理，2019，10（22）：37-40.

第五节 围手术期饮食指导

│ 医护科普 │

1. 全麻手术前为什么要禁饮禁食?

为保证手术安全!

禁饮禁食可预防全麻时食物反流引起肺炎或窒息。人在全麻状态下,患者的胃及食管括约肌处于松弛状态,如果胃内有残存食物,极有可能会反流至气管和肺部,造成吸入性肺炎甚至是窒息。

同时禁饮禁食可使肠道处于排空状态,避免因为肠道充盈状态影响手术操作。

2. 术前饮食该如何安排?

清淡、 低盐、 低脂、 易消化的饮食。

(1) 术前一天推荐饮食:新鲜、干净、适量饮食。不建议患者在术前大吃特吃,部分患者可能存在一个误区,认为手术后要等几天以后才可以进食,所以选择在术前一天吃得杂乱反而引起胃肠道异常,容易出现腹胀、腹痛、腹泻等情况,甚至延误手术。

(2) 一般建议患者在术前 6 ~ 8 小时禁饮禁食,通俗来讲,就是不经口进食任何的食物和水。比如四川大学华西医院肾移植中心的情况是,第一台手术的患者,即为手术当天 0 点时开始禁饮禁食。对于有服用免疫抑制剂及降压药需求的患者可在术前 4 小时服药,喝少量水——能将药物吞咽下的水量即可。

3. 手术前一直未进食，人会被"饿"昏吗？

当然不会！

医务人员术前有两大法宝。

（1）一"输"：医务人员是绝对不会让患者"饿"昏进手术室的，因为手术当天护士会给患者静脉输液，通过静脉补充身体所需的糖、盐、水电解质等，预防低血糖或虚弱等情况的发生。

（2）二"喝"：为了减少术前禁食患者的饥饿感等不适，可以在手术前4~6小时提供无渣清流质。比如四川大学华西医院营养师为术前患者配置的无渣要素饮食，可减少饥饿感，同时营养液可以提高身体对手术的耐受力。

4. 术后什么时候可以吃喝？

（1）术后2小时可喝：随着外科加速康复的临床应用，肾移植术后鼓励大家尽早经口进食。术后返回病房后，待麻醉清醒后2小时即可饮水，建议用吸管小口多次饮水，避免呛咳。具体的喝水量将根据每日的小便量来进行调整。

（2）术后6小时可吃：患者术后返回病房且全麻清醒，那在返回病房后的6小时即可进食术后第一餐。此时建议用米汤或清稀饭作为术后的第一餐，如有糖尿病，责任护士及主治医生可联系营养科为其提供特殊饮食。饮食原则是：由稀到稠，由简单到复杂，如无腹胀、恶心等不适后循序渐进。

可参考以下的饮食计划：术后第一天早晨进食米汤、清稀饭，午饭吃稠稀饭（可含蔬菜或少量肉糜）或软米饭，晚餐可在午饭的基础上调整为肉末粥、蒸蛋等。术后第二天早晨可选择包子、馒头、肉粥、蒸蛋等日常饮食，并可搭配一些清爽的蔬菜；中午可选择正常饮食，建议烹饪方式为蒸、煮等少油的方式；午饭可过渡到正常饮食，建议添加种类丰富且清淡易消化的炖菜、蒸菜等。

5. 术后什么情况下不能进食？

总体来讲，术后不能进食的情况较少，如果出现以下情况，请遵照医务人员的建议禁饮禁食。

（1）术后频繁呕吐：部分患者对麻醉及手术不耐受，会出现呕吐的情况。轻度的呕吐，即呕吐 <3 次/d，或呕吐后有缓解感，这种情况建议在呕吐后饮用少量温开水，若未再呕吐，则可逐渐恢复饮食。若呕吐次数频繁、呕吐量多，呕吐物为棕色、咖啡色甚至混有鲜血，应立即停止进食、饮水，抬高床头休息，等待医务人员的进一步处理。

（2）术后腹胀：术后腹胀的原因有很多。针对术后肛门未排气导致腹胀的患者建议少量多次进食流质或半流质食物，如米粥、蒸蛋类，进食后可通过下床站立或室内走动进行运动，促进肠道蠕动，促使排气/排便，缓解腹胀不适；对于伴有腹痛、呕吐等腹部症状，怀疑术后肠梗阻患者，则应在医务人员指导下立即禁饮禁食，根据情况给予治疗后由医务人员指导饮食。

（3）怀疑消化道出血时：因手术应激和糖皮质激素的应用，少数患者可能发生消化道出血，具体表现为呕血、黑便、便血或头晕乏力等症状。若确诊为急性大量出血或其他需要手术治疗的情况，医务人员会及时给出禁饮禁食的饮食要求。

（4）发生移植肾大出血等需紧急手术时：出现此类情况需要患者配合术前禁饮禁食的原则，手术后视情况恢复饮食。

6. 术后该怎么吃？

（1）坚持健康饮食：具体的饮食原则是坚持清淡、低脂、易消化、优质蛋白、足够热量、富含各种营养元素的健康饮食。当移植肾功能恢复良好，情况稳定后，可遵循以下建议正常饮食（表 2-9）。

表2-9　术后饮食营养补充参考表

适量的水	每日饮水量应根据前日小便量酌情调整，具体以保证每日尿量为2 000 mL为宜。水的种类可选择温开水，不推荐茶水、咖啡及含糖饮料
摄入足够主食	每天主食摄入量推荐为200～300 g。建议在以谷类食物为主的基础上添加薯类、豆类等作为优质主食来源
低盐、低嘌呤饮食	每日食盐量＜5 g，避免过多食用动物内脏、海产品、腌腊食物。避免过多饮用各种营养汤品，肉类饮食制作前提前焯水。养成看营养成分表的习惯，对于袋装食物可查看成分表，避免或减少食用钠含量较高的食品
摄入低脂优质蛋白	推荐每人每公斤体重摄入量1～1.2 g。食物可选蛋、奶、瘦肉、大豆类食品、鱼虾。烹饪油控制在每日25～30 g，减少肥肉的摄入
新鲜果蔬	每日摄入蔬菜种类最好＞5种，且＞500 g。每日摄入水果150～250 g

（2）避免"外卖"诱惑：通常机体术后的肠道功能较脆弱，尤其在术后早期极易因不洁或刺激性食物引发腹泻等消化道症状，建议在院订餐，或由家庭准备可口饭菜。避免食用不洁、变质或来历不明的食物。

7．术后不建议吃哪些食物？

（1）过多高糖类：高糖类食物不易消化且容易导致胀气。术后早期大量糖皮质激素的使用容易导致血糖升高，若再进食高糖类食物，有可能会诱发难治性高血糖，导致酮症酸中毒及糖尿病的发生，不利于伤口恢复，甚至给全身各组织器官带来不良后果。建议糖尿病患者和各种原因易出现低血糖的患者提前准备高糖类食物，其余患者均不推荐术后早期食用含糖量高的食物，同时出院后控制高糖饮食及饮料。

（2）未知的"山珍海味"：对带有"未知的""野生的"等标签的食物，尤其是未经毒性验证的，为了您的生命安全，一定要"管住嘴"。

（3）部分会影响免疫抑制药物浓度的食物：如西柚、浓咖啡、浓茶等可影响免疫抑制剂在身体的药物浓度，甚至诱发消化道出血症状，应减少食用或不食用。

▌ | 误区提醒 |

1. 经历了大手术，感觉身体即将被掏空，术后要不要补一补？

不需要！

我国饮食文化悠久，食补便是其中之一，但肾移植术后盲目"胡吃海喝"并不可取。首先，肾移植手术并不会空腹过久，且会有静脉营养的补充及尽快恢复正常饮食。其次，一些常见的补品可能会影响身体免疫水平，有可能会造成移植肾功能异常。

2. 换了肾可得小心，俗话说：病从口入，我就只吃那几样食物，这样就不会有问题了吧！

这可不行。

前面已经推荐食物的多样性，只吃几样食物变相地减少了食物种类，可能会造成偏食后的营养不良。

3. 水果是好东西，可以随便吃？

不可以。

首先，过度进食水果会影响其他食物的摄入，造成营养不良。其次，大部分水果的糖分含量较高，过度食用可导致体重增加，甚至增加患 2 型糖尿病的风险。其三，某些水果摄入后可影响免疫抑制药物在体内的药物浓度，例如西柚。最后，大量果糖经肝代谢后产生较高的血尿酸水平，可能诱发痛风。

总的来说，水果虽好，但应适量、多样化地食用，据最新版

《中国居民营养膳食指南》推荐，以一天不超过 500 g 为宜。

4. 作为一个重口味吃货，肾移植后是不是不能吃辣了？

不是的。

据研究，辣椒本身对人体并不会造成太大影响，反而其维生素 C 含量极高，所以选择青椒、甜椒等辣味相对较轻的辣椒进行家常烹饪对身体是有益的。另外，也可以偶尔食用火锅、串串等，需要注意的是，选择干净卫生的食材、辣味适中的锅底等，一次不宜食用过多，食用后要注意有无胃肠道不良反应。如果引起频繁呕吐或腹泻，会影响药物的吸收与利用，进而影响移植肾的功能和身体健康。

（周言）

参考文献

［1］ 2022 年中国营养学会. 中国居民膳食指南［M］. 北京：人民卫生出版社，2022.

［2］ 曾华韫，罗海玲，夏平圆，等. 维持性控制护理结合针对性饮食指导对慢性肾功能衰竭血透患者钙磷代谢及生活质量的影响［J］. 内科，2020，15（5）：626 - 628.

［3］ 张尚军，孙晓丹. 个体化医学营养疗法在终末期肾病血液透析患者中的应用效果研究［J］. 中华现代护理杂志，2018（27）：3313 - 3316.

［4］ Wright M, Southcott E, MacLaughlin H, et al. Clinical practice guideline on under-nutrition in chronic kidney disease［J］. BMC Nephrol, 2019, 20（1）：370.3.

［5］ Kondrup J, Rasmussen HH, Hamberg O, et al. Nutritional risk screening（NRS 2002）：a new method based on an analysis of controlled clinical trials［J］. Clin Nutr, 2003, 22（3）：321 - 336.

［6］ 郭衍超，姚颖. 中华医学会肠外肠内营养学分会《关于血透患者防治新型冠状病毒肺炎的饮食专家建议》解读［J］. 华西医学，2020，35（7）：771 - 774.

［7］ 唐艳，蔡春凤，黄玮，等. 加速康复外科理念在肾移植受者围术期饮食管理中的应用［J］. 实用器官移植，2021，9（3）：230 - 233.

［8］ 江志伟，李宁，黎介寿. 快速康复外科的概念及临床意义［J］. 中国实用外科杂志，2007.

［9］ 沈飞. 分析细节护理对尿毒症血液透析患者并发症及生活质量的影响［J］. 实用临床护理学，2019，4（20）：64 + 67.

［10］ 王秀端. 糖尿病肾病尿毒症血液透析患者饮食护理体会［J］. 糖尿病新世界，

2020，23（15）：150 - 151 + 154.

[11] 曾乐. 肾移植术后患者住院期间饮食护理探讨 [J]. 医学食疗与健康，2019
（11）：21 - 22.

第六节　疼痛管理

医护科普

1. 肾移植术后早期疼痛的常见原因有哪些？

（1）手术伤口：手术切口处的疼痛、伤口感染或者脂肪液化引起的疼痛。

（2）移植肾相关：移植肾动静脉出血、移植肾周血肿或移植肾破裂导致的移植肾区、下腹部或腰背部的疼痛；急性排斥反应导致移植肾肿胀，引起移植肾区疼痛。

（3）其他原因：尿路感染引起尿道口疼痛、漏尿引起腹股沟或大腿根部疼痛及胆囊炎、腹膜炎、冠心病等合并症引起的疼痛等。

2. 患者说痛，医务人员会相信吗？

疼痛自己最有发言权，主要靠患者自评（除了无法自评的患者），医务人员会教患者评估方法。临床中常用数字分级法（NRS）评估（图 2 -5），用 0～10 代表不同程度的疼痛，0 为无疼痛，10 为剧痛。患者自己选择一个最能代表自身疼痛程度的数字，或有医务人员询问患者：你的疼痛有多严重？或医务人员根据患者对疼痛的描述选择相应的数字。按照疼痛对应数字将疼痛程度分为：轻度疼痛（1～3）、中度疼痛（4～6）、重度疼痛（7～10）。因此，当患者住院期间感到疼痛，要主动告知医务人员。

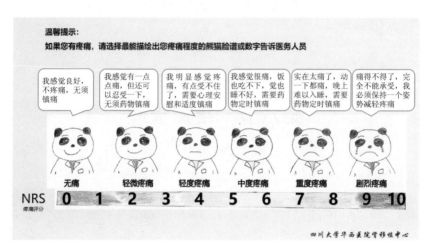

图2-5　四川大学华西医院肾移植中心疼痛评估卡

3. 发生疼痛时应该如何描述或表达？

准确描述疼痛能让医务人员及时做出正确的判断，诊断疾病并对症治疗。当患者身体出现疼痛时，建议患者从疼痛的部位、疼痛的开始时间、疼痛的性质（刺痛、绞痛、撕裂样疼痛、胀痛还是压榨性疼痛）三个主要方面简单、快速地进行反馈。

随后再根据医生的提问从其他方面补充描述即可。其他问题包括：每次疼痛的持续时间有多久？什么情况下引起的疼痛？疼痛时有无其他伴随症状？疼痛是否影响睡眠、饮食、活动？有无胆囊炎、胃炎、胰腺炎、慢性病等既往病史？

4. 手术后发生疼痛时，为什么医生不马上使用止痛药？

（1）医务人员会对疼痛部位、程度、性质和持续时间综合评估是否使用止痛药。当患者自评数字评分法（NRS）评分较低，或患者在休息时疼痛明显减轻，或患者已经有止痛泵的持续镇痛情况下，可能会不增加止痛药物的使用。

（2）对于一些可能的特殊疼痛原因，过早地应用止痛药物，很容易掩盖病情，使医生不能够及时地明确病因及疼痛性质，延误治疗。因此医生会完善相关检查后再进行镇痛治疗。

5. 术后止痛除了用止痛药，还有没有其他选择？

有！

术后疼痛的处理分为非药物治疗和药物治疗，并不是所有疼痛都需要使用止痛药治疗，具体的止痛方案是医生根据患者对疼痛的描述和病情综合决定。

非药物治疗也可以缓解术后疼痛，具体如下：

（1）取舒适的体位，选择健侧卧位，预防伤口受压疼痛。

（2）有引流管时，妥善固定导管，避免牵拉导管引起疼痛。

（3）深呼吸、咳嗽或体位改变时，用手沿着切口方向由切口两边向中间按压，使切口处皮肤松弛，减轻疼痛。

（4）避免大笑、打喷嚏、用力解大便等引起腹压增高的动作诱发伤口疼痛。

（5）按摩、热敷或冰敷、红外线照射，缓解患处疼痛。

（6）通过看电影、看小说、听音乐及聊天等方式转移注意力，降低对疼痛的关注。

6. 术后使用止痛药只能通过"打屁股针"用药？

不是！

术后止痛药的应用除了肌内注射（打屁股针）外，有口服、外贴、静脉注射及静脉泵入等不同的方式。医生会根据疼痛的原因、性质、持续时间等选择合适的药物及用药途径。

7. 什么是镇痛泵呢？

镇痛泵（图2-6）是为了持续镇痛，通过床旁一个小仪器根据预定速度持续恒速给药，血药浓度相对稳定，镇痛效果持久、稳定。它可以准确控制单位时间内给药剂量，既可以持续给药，也可以在一定时间内大剂量给药1次，同时，镇痛泵上有安全密码设置和防止误触按键，可以避免失误造成药物过量。镇痛泵的使用不是必需的，是否使用镇痛泵决定权在患者手上。

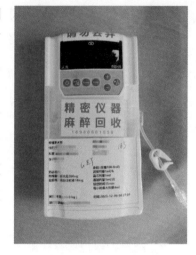

图2-6　镇痛泵

8. 镇痛泵使用后就不痛了吗？

使用镇痛泵不等于无痛，是在一定程度下减轻疼痛，也可能存在特殊患者止痛泵止痛效果不佳，需要增加其他镇痛方法的情况。

9. 用了止痛药/镇痛泵可能会出现哪些不良反应呢？

（1）消化系统症状：恶心、呕吐、腹痛、腹胀伴排气延迟及便秘等症状，一些水杨酸类止痛药，如临床上常见的阿司匹林、复方乙酰水杨酸片因刺激性大，可造成消化道溃疡、出血、穿孔等，长期服用还可能造成肝功能损害。

（2）神经系统症状：头晕、头疼、意识障碍、感觉异常等。

（3）呼吸系统症状：呼吸抑制。

（4）循环系统症状：心率减慢，低血压。

（5）泌尿系统症状：尿潴留、肾功能损害。

（6）过敏反应症状：哮喘、荨麻疹、过敏性鼻炎等。

临床上有部分患者会不耐受镇痛泵，出现一些头晕、恶心等不适感，这种一般在停止使用镇痛泵后症状会随之消失。

▎　误区提醒　▎

1. 止痛药用了会上瘾吗？

合理使用下不会！

止痛药分为两类：一类作用于外周系统，不具有成瘾性；一类作用于中枢神经系统，具有成瘾性。当疼痛发生时，临床医生及麻醉医生会根据疼痛情况谨慎地选择止痛药物，即使是使用具有成瘾性的止痛药，在合理用药条件下，是不会造成医源性的成瘾问题。

2. 用了止痛药人会变傻吗？

合理使用止痛药不会出现变傻的情况，某些止痛药使用后会引起头晕、头疼、精神不佳、嗜睡等神经系统症状，所以会被误解为用止痛药后人变傻了。在正常用药的情况下，随着药物的减量或停止，上述症状会减轻或消失。所以，并不存在变傻一说。

（王春梅）

参考文献

[1] 黄志芳，方春华. 综合疼痛护理干预在肾移植术患者中的应用效果研究 [J]. 当代护士（下旬刊），2015，（10）：49-51.

[2] 徐建国. 成人手术后疼痛处理专家共识 [J]. 临床麻醉学杂志，2017，33（9）：911-917.

[3] 苏颖. 小儿术后使用微量止痛泵疗效观察及体会 [J]. 中国医疗器械信息，2018，24（4）：111-111+145.

[4] 王树青，裴进宽. 骨科术后使用镇痛泵患者不良反应分析及处理措施 [J]. 临床医药文献，2020，7（6）：26-26+28.

[5] 颜丽娟，王辰昳. 2次肾移植术后并发左侧上尿路肿瘤1例的护理 [J]. 现代医药卫生，2020，36（14）：2302-2304.

第七节　早期活动

｜ 医护科普 ｜

1. 肾移植术后早期活动有哪些益处？

术后早期活动是一种安全有效的康复方案，主要是通过早期的、循序渐进的运动，促进患者术后胃肠道功能的恢复，减轻患者术后疼痛感，预防下肢深静脉血栓的形成以及提高患者的运动耐力，从而减少术后并发症，促进患者的身体康复，缩短患者住院时间，节省医疗费用，最终帮助患者早日回归正常生活。

2. 患者术后如何进行早期活动？

术后早期活动的康复治疗应遵循安全、循序渐进、个体化的原则，术后早期活动计划可参考如下内容：

（1）手术返回病房后，至少每两小时翻身一次，鼓励意识清醒的患者进行自主翻身活动，消除卧床疲劳；活动上下肢，进行呼吸功能锻炼。在医护人员的指导下进行踝泵运动（图2-7）。

（2）术后第一天可以进行适当的床旁站立及活动下肢，如在康复师的指导下进行床旁站立或扶床行走。

（3）随后在前一日的基础上增加半小时的活动时间，活动方式以慢走步行为主，住院期间可增加至每日下床活动时间为2~4小时。

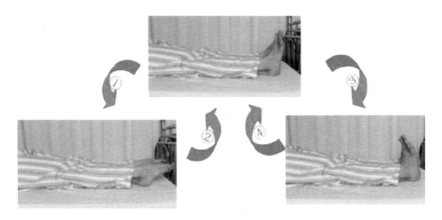

图2-7　踝泵运动

3. 哪些情况下不能进行早期活动?

患者术后出现移植肾区明显疼痛,有发热(体温升高超过 37.3℃)、心悸(心率大于 120 次/分)、胸闷气紧(血氧饱和度 < 95%)、血糖过高(血糖值高于 13.9 mmol/L)或偏低(血糖值小于 3.9 mmol/L)、伤口有出血等症状时不宜进行早期活动;或在活动中出现以上情况时,需要停止锻炼。

误区提醒

1. 早期活动会伤害到移植肾?

一般来说不会!

术后早期活动它是安全有效的。活动方案是由医务人员与康复治疗师在综合评估患者情况后共同制订的,患者早期活动会在医务人员或康复治疗师的监督陪同下、在充分镇痛的条件下进行。患者可能在活动时会出现轻微疼痛或不适,但不会对移植肾造成伤害。

(王武诗)

参考文献

[1] 吴建永，雷文华. 中国肾移植围手术期加速康复管理专家共识（2018 版）[J].
中华移植杂志，2018，12（4）：151-156.

[2] 李果，赵上萍，王妙维等. 早期康复训练在肾移植受体患者术后应用的效果观察
[J]. 华西医学，2021，36（5）：578-581.

第八节　术后心理状况评估及干预

| 医护科普 |

1．手术后常见的不良情绪有哪些？

常见的不良情绪包括孤独感、焦虑、抑郁或愧疚等。

（1）失眠表现为频繁而持续的入睡困难和（或）睡眠维持困难
并导致睡眠感不满意。

（2）孤独感表现为感觉周围事物和人员与自己毫无联系，心情
低落、情绪低沉或懒言少语。

（3）焦虑表现为躁动或过度警觉、疲乏、易激惹、注意力不集
中、睡眠障碍和肌肉紧张等。

（4）抑郁表现为悲伤、绝望、焦虑、空虚、沮丧或无望等感觉。

（5）愧疚表现为感觉对不起他人，认为浪费了家属的时间与金
钱，伤害了家属的身体（亲属供肾），造成了家庭经济负担等。

2．术后不良情绪是由什么原因引起的？

（1）环境因素：病房吵闹、监护仪等医疗设备运行声音过大等。

（2）手术/治疗因素：伤口疼痛、术后恢复欠佳、术后发生并发

症，术后大量使用激素、口服免疫抑制剂等。

（3）个人因素：有失眠史、远离家属、不适应医院或隔离病房的环境、过度关注移植肾、家庭经济压力过大等。

3. 发生不良情绪后应该如何自我调整？

发生不良情绪后可以通过非药物干预和药物干预等方法调整情绪。一般首先推荐患者尝试非药物干预，如果效果不佳，医务人员可请心理医生会诊给出治疗方案，患者可遵医嘱使用安眠药、抗焦虑药或抗抑郁药等进行治疗。

4. 常见的非药物干预有哪些方法呢？

常见的非药物干预包括自我心理调节、放松疗法及运动疗法（表2-10）。

表2-10 常见的非药物干预的方法

自我心理调节	◎ 积极学习肾移植相关知识，乐观自信地面对术后康复 ◎ 与信任的家人、朋友或病友保持沟通，释放负面情绪 ◎ 配合医务人员做好检查和治疗 ◎ 通过听音乐、看电影等方式转移注意力，释放压力
放松疗法	◎ 肌肉渐进性放松，指导患者练习收紧（5秒）和放松（10秒）不同肌群，从头顶到脚趾依序进行，然后依次放松全身，每次约15分钟，2次/d，持续1~2周，直至熟练掌握。此后去掉肌肉收紧环节，只练习放松不同肌群，每次5~7分钟。随后进行条件性放松，患者需要学会运用自我指导"放松"并根据暗示一次性放松全身，练习时间进一步缩短到30秒 ◎ 音乐治疗：选取舒缓喜欢的音乐，有条件的话在音乐治疗师的帮助下，引导患者处理和表达他们的经历与感受 ◎ 正念冥想：有意识地将注意力放在当下，带着好奇心观察自己的想法、感受及身体感觉，不自我批判，也不评价观察到的内容。可借助冥想引导音频
运动疗法	◎ 术后在医务人员或康复治疗师协助下循序渐进地活动，增加自主感、控制感或成功感

4. 什么情况下需要医务人员协助调节不良情绪？

患者在术后任何时间出现负面情绪都可以与医务人员沟通。尽早、恰当、有效地沟通，可以缓解压力、释放情绪。

当患者无法很好地控制自己的情绪，或不良情绪已经对身边的人/事造成了困扰，更需要寻求医务人员的帮助。

5. 手术可能会诱发精神疾病吗？

可能会。

肾移植术后可能会诱发患者出现一过性的精神症状，例如癔症性疼痛、被害妄想等精神病性症状。这可能与遗传、术前精神病史、术前尿毒症脑病、术后免疫抑制剂的使用、手术应激或疾病并发症等相关。一般通过及时正规的治疗或心理干预，加之术后电解质、肌酐水平等机体内环境趋于正常后会逐渐好转。

| 误区提醒 |

1. 焦虑、抑郁就是所谓的精神病？

不是！

焦虑、抑郁是属于常见的心理调适障碍类疾病，早期通过专业心理医生的治疗可以得到改善或治愈，如果不干预的话可能会恶化并发展为精神疾病。常说的"精神病"是指患者无法控制自己的行为，或者出现感知觉障碍（感觉过敏、幻觉等）、思维障碍（思维奔逸、妄想等）、情感障碍（情感高涨等）等症状，从而不能融入正常的生活和工作中。精神疾病中各种疾病的临床表现也可能会表现为焦虑、抑郁，这需要专业的医生进行鉴别诊断和专业治疗。

（杨亚莉）

参考文献

[1] 陈知水，陈孝平. 移植医学［M］. 武汉：华中科技大学出版社，2018.12.

[2] 修培宏，米凯. 围手术期治疗与护理基本知识问答［M］. 北京：中国医药科技出版社，2004.

[3] 孙胜红. 肾移植术后失眠原因分析及护理［J］. 中国实用医药杂志，2009：(27).

[4] 张佩芳，张晓萍，廖婧，等. 肾移植患者术后各阶段心理状态调查分析及对策［J］. 中华护理杂志，2006，41 (7)：618-619.

[5] 严艳红，蔡金花，王雪静. 思维导图结合多媒体在肾移植术后患者健康教育中的应用效果［J］. 世界最新医学信息文摘，2021：(14).

[6] 钟金彪，朱道方，陈先国，等. 死亡后器官捐献供肾移植术后躁狂性精神障碍的临床分析［J］. 实用临床医学，2020：(3).

[7] 郑克立. 临床肾移植学［M］. 北京：科学技术文献出版社，2006.

[8] 徐桂娟. 常见精神障碍预防与治疗［M］. 沈阳：沈阳出版社，2018.

[9] 袁帅，余剑波. 穴位刺激围手术期干预对术后认知功能的影响［J］. 国际麻醉学与复苏杂志，2017，38 (3)：268-272.

[10] Wilson CJ, Mitchelson AJ, Tzeng TH, et al. Caring for the surgi-cally anxious patient：A review of the interventions and a guideto optimizing surgical outcomes［J］. Am J Surg, 2016, 212 (1)：151-159.

第九节 伤口管理

▎ 医护科普 ▎

1. 术后伤口在什么情况下需要更换敷料？几天换一次敷料比较合适？

（1）伤口常规检查：研究显示，术后 1 天开展首次更换伤口敷料能够促进新生肉芽组织生长，避免痂皮损伤，还有助于缓解疼痛，减轻局部炎症，预防伤口感染，促进伤口愈合。因此术后第一天多常规进行伤口常规检查并更换伤口敷料。术后其余时间外科医生可能会撕开伤口敷料查看伤口渗液/渗血及愈合情况，检查后按需更换敷料。

（2）伤口有变化：如伤口敷料污染、脱落或渗湿，伤口处有剧烈疼痛、瘙痒、烧灼等不适感时需及时更换。

（3）治疗需求：采集伤口相关标本、行移植肾彩超检查后、拔除伤口引流管等情况时需要更换敷料。

（4）若伤口无以上特殊情况，一般建议 2~4 d 更换一次敷料即可。待伤口完全愈合且表皮已结痂，则去除敷料，无须再更换。

2. 手术伤口常见哪些异常情况？

（1）伤口周围瘙痒。术后为有效预防感染的发生，会用无菌敷料覆盖伤口，但个别患者会对无菌敷料材质过敏，导致伤口敷料粘贴处出现瘙痒、红肿甚至出现水疱等。伤口出现瘙痒时勿抓挠，应及时告知医务人员。

（2）伤口周围麻木感。术后一部分患者会感觉伤口周围有麻木感，这是因为手术时可能会损伤少量表皮感觉神经，这是正常现象，无须特殊处理，多数在几个月至 1 年自行恢复。

（3）伤口渗血、渗液。术后伤口可能会有渗血、渗液等情况发生，如果自己发现伤口敷料渗湿，及时告知责任护士或医生，及时处理。

3. 手术伤口都需要拆线吗？

不一定！

术后伤口缝合是根据组织的解剖层次分层进行的，肌肉层使用的是可吸收缝线，不涉及拆线。表皮层的缝合方式有多种，手术时移植医生会根据患者的伤口情况选择合适的缝合方式，不同的移植中心使用的缝合方式可能不同。具体可详见表 2-11。

表 2-11 肾移植术后伤口表皮层缝合方式及拆线时间

缝合方式	是否需要拆线	推荐拆线时间
缝线缝合	是	术后 2 周
医用金属钉钉合	是	术后 2 周
医用组织胶黏合	否	不涉及

若伤口出现脂肪液化、感染、皮下积脓，可能会提前拆除或部分拆除缝线，以便清除坏死组织，促进引流。对于肥胖、糖尿病、低蛋白血症患者，可能会酌情延迟拆线时间，以免因拆线过早影响伤口愈合。

4. 出院后需要再次换药怎么办？

出院后可选择到患者手术医院的门诊换药室换药，或选择就近的公立医院、社区医院或正规诊所换药。

5. 手术后多久可以洗澡？

如图 2-8 所示，建议患者在伤口没有流脓、没有分泌物渗出、无红肿等特殊情况，且表皮已结痂时洗澡。

若伤口无特殊情况，但暂未完全结痂，或伤口已结痂而患者出于担心不敢洗澡时，可将一次性医用无菌防水敷料贴于伤口处，尽快完成洗澡后去除防水敷料即可。

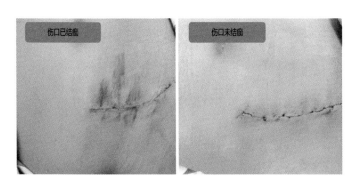

图 2-8 肾移植手术伤口愈合情况

｜ 误区提醒 ｜

1. 伤口周围瘙痒就是伤口感染了？

不一定。

若伤口在无红肿、压痛、脓肿、分泌物增加、异味、愈合延迟等局部症状的情况下仍出现伤口周围瘙痒，可能是对敷料过敏，或是伤口在愈合过程中，愈合创面神经末梢过快增生，新生组织血氧供应不足，加之皮肤表面皮脂腺分泌减少，角质层干燥，造成创面愈合后皮肤的瘙痒。

2. 伤口敷料更换越频繁越好？

不是。

首先，换药过于频繁会影响伤口的恢复，因为去除敷料的撕扯动作会造成对伤口的牵拉，影响伤口的愈合。有研究显示，适当延长换药时间能有效降低伤口并发症的发生，加快伤口愈合。所以，除了常规检查、特殊感染情况外，一般建议间隔2～4天更换一次伤口敷料。

（黄霞）

参考文献

[1] 王满华. 不同首次换药时间对清创缝合术后患者伤口愈合、疼痛的影响比较 [J]. 中国医药指南，2021，19（22）：69－70.

[2] 刘海霞，李杰，李建萍. 康瑞保凝胶防治手术切口和创面瘢痕增生及减轻瘙痒的疗效观察 [J]. 2003：（5）.

[3] 王丽琴，王晓女. 门诊换药间隔时间对伤口愈合的影响的研究 [J]. 临床医药文献杂志，2019，5（60）：77.

[4] 周霞. 门诊换药间隔时间对伤口愈合的影响研究 [J]. 安徽卫生职业技术学院学报，2020，19（6）：147－148.

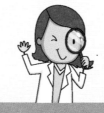

第 三 章

肾小幺手术后，
能够一切顺利吗？

肾小幺顺利地完成手术，肾移植功能恢复正常，他非常高兴，但是肾小幺也在住院期间了解到了各种肾移植术后并发症的情况，究竟有哪些不顺利的情况呢？让我们一起去了解吧！

第一节　移植肾功能延迟恢复

医护科普

1. 什么是移植肾功能延迟恢复?

移植肾功能延迟恢复为术后第一周内连续 3 d 每天血清肌酐下降幅度少于前一天的 10% ，或术后 1 周血清肌酐未降至 400 μmol/L 以内。为方便不同移植中心之间进行比较和流行病学研究，移植肾功能延迟恢复一般指肾移植术后一周内至少需要进行一次透析。

临床上主要表现为术后少尿或无尿，或早期开始尿量增加，之后尿量骤减，透析治疗后尿量逐渐恢复正常。可能伴低血压或高血压、水肿、胸闷等症状。

2. 移植肾功能延迟恢复发生的原因有哪些?

移植肾功能延迟恢复的发生是多因素共同作用的结果，常见原因如下:

（1）供肾因素：由于各种原因导致的供肾血容量不足、缺氧缺血性损伤、细胞因子释放、弥散性血管内凝血和感染等因素可能导致供肾的急性肾损伤。有研究显示，外源供肾的受者术后更容易发生移植肾功能延迟恢复。

（2）受者因素：术前透析不充分、术后血压控制不稳定及术后急性肾小管坏死等。

（3）外科因素：移植肾脏热缺血/冷缺血时间过长、术中器官损伤、输尿管及膀胱内部吻合不佳或肾动静脉吻合口狭窄等。

（4）透析方式：有研究显示，术前接受腹透的肾移植受者临床转归更好，移植肾功能延迟恢复的发生率更低。

3. 哪些检查/指标可以反映发生了移植肾功能延迟恢复？

移植肾功能延迟恢复的表现见表 3-1。

表 3-1　移植肾功能延迟恢复的表现

检查项目	结果
血清肌酐	血清肌酐下降缓慢甚至不降反升，术后连续 3 天每天血清肌酐下降幅度少于前一天的10%，术后 1 周血清肌酐未降至 400 μmol/L 以内
移植肾穿刺	表现为肾小管上皮细胞空泡变性，不同程度的水肿或刷状脱落等，是诊断和鉴别移植肾功能延迟恢复的金标准

4. 发生移植肾功能延迟恢复后有哪些治疗方案？

移植肾功能延迟恢复的治疗方案见表 3-2。

表 3-2　移植肾功能延迟恢复的治疗方案

治疗方案	目的
透析治疗	缓解水钠潴留，排出身体内炎症介质，促进移植肾小管的再生与功能恢复
调整免疫抑制剂	维持使用钙神经蛋白抑制剂，必要时调整剂量。根据医生经验及相关检验检查结果，使用抗淋巴细胞免疫球蛋白或/和丙种球蛋白
适当利尿	根据每日尿量情况评估并选择合适的利尿方式，防止移植肾血流量增加，协同降血压，促进移植肾功能的恢复
均衡营养	术后激素类药物的使用等可能会存在食欲不佳或食欲上升的情况，应根据个体情况健康清洁饮食，均衡营养，保持良好的营养状态，可促进术后的快速康复
防治感染及心衰	由于手术打击及免疫制剂及大量激素的使用，易导致各种感染，应积极预防感染。同时由于移植肾功能延迟恢复，还应当预防因循环负荷过重而致的心衰

| 误区提醒 |

1. 移植肾功能延迟恢复就是排斥反应吗？

不是。

移植肾功能延迟恢复与排斥反应的区别见表 3 - 3。

表 3 - 3 移植肾功能延迟恢复与排斥反应的区别

分类	移植肾功能延迟恢复	排斥反应
发生时间	术后一周以内	术后任何时期
发病原理	移植肾早期急性肾损伤，移植肾缺血再灌注损伤	受者体内复杂免疫机制所致移植肾炎症性损伤过程
临床表现	尿量及血清肌酐异常	除尿量及血清肌酐异常外，可能伴有发热、移植肾区疼痛和/或压痛等
超声检查	移植肾血管阻力显著增高	移植肾血管阻力指数明显增高；移植肾整体血流欠丰富
免疫抑制剂使用	维持常规剂量或小剂量维持有效血药浓度	加大药物用量或使用有协同药效的药物，部分加用静脉类药物甚至血浆置换治疗等

2. 移植肾功能延迟恢复是不是就是移植失败？

不是。

移植失败是指手术失败，而移植肾功能延迟恢复是建立在移植肾的置入、吻合及术中血流灌注都是成功的基础上的，更多的是指移植肾在体内暂未恢复功能。移植肾功能延迟恢复就像它在新主人的体内还没有睡醒一样，需要一定的适应时间，等移植肾与受体达到了相互适应的状态，它可能就正常工作啦。但也有可能持续肾功能不恢复，最后移植失败。

（周朝霞）

参考文献

[1] 王旭，刘宏，徐丽，等. 心脏死亡器官捐献肾移植患者发生移植肾功能延迟恢复的影响因素及预后分析 [J]. 江苏医药，2021，47（6）：577 - 581.

[2] 张意珍，马苏亚，谢晓红，等. 超声造影定量参数早期诊断心脏死亡供体肾移植术后功能延迟的价值 [J]. 现代实用医学，2021，33（10）：1313 - 1315 + 1402.

[3] 杜伟忠. 肾移植术中呋塞米不同给药时机对早期尿量及肾功能恢复的影响 [J]. 泌尿外科杂志，2021，13（2）：6 - 9.

[4] 王凯. 低剂量吗替麦考酯酸在肾移植术后移植肾功能延迟恢复受者中的应用 [J]. 临床研究，2021，29（5）：53 - 54.

[5] 谷波，赵上萍. 肾移植临床护理手册 [M]. 成都：四川科学技术出版社，2021.

[6] 徐艳，何重香，周鑫，等. 肾移植术后液体管理改善移植肾功能延迟恢复的研究进展 [J]. 中华移植杂志，2021，15（6）：370 - 374.

[7] 石炳毅，陈莉萍，李宁. 肾移植术后移植物功能延迟恢复诊疗技术规范（2019版）[J]. 器官移植，2019，10（5）：521 - 525.

[8] Deepika Jain, Danny B Haddad, Narender Goel. Choice of dialysis modality prior to kidney transplantation：Does it matter? [J]. World Journal of Nephrology，2019，8（1）：1 - 10.

第二节　伤口愈合不良

｜ 医护科普 ｜

1. 伤口愈合不良有哪些表现？什么原因会导致伤口愈合不良？

伤口愈合不良的表现和原因见表 3 - 4。

表3-4 伤口愈合不良的表现和原因

常见类型	临床表现	原因
感染	伤口局部可出现红、肿、热、痛或脓性分泌物，部分可能因为感染导致体温升高；伤口表面会出现假性愈合，由伤口下穿刺出脓液；有异味出现；窦道或瘘管形成，伤口停止生长	免疫功能低下，手术切口易被各种病原体（真菌/细菌/病毒）感染
脂肪液化	缝合的伤口组织游离，周围有可见黄色液体，呈现出油状物质，轻压伤口可见悬浮的脂肪滴及坏死组织	患者伤口处皮下脂肪≥3 cm，合并糖尿病、营养不良，BMI≥25 kg/m²，手术中高频电刀的使用等
乳糜漏和淋巴漏	伤口或引流管持续出现淡黄色或淡血性液体；乳糜漏呈乳糜样的白色液体，乳糜漏表现出来的颜色与饮食摄入中的脂肪含量相关；引流液或伤口渗液检查示蛋白含量高，乳糜试验阳性	髂血管周围和移植肾肾门淋巴管结扎后脱落，排斥反应，多次移植等
伤口处漏尿	伤口局部渗出或引流出黄色清亮状液体，引流液增加；拔除引流管后，移植肾周围组织肿胀疼痛伴小便减少；伤口引流液血清肌酐与尿肌酐结果一致	伤口感染、输尿管膀胱吻合口尿瘘、输尿管坏死、尿路梗阻后继发吻合口漏及排斥反应等

2. 伤口愈合不良有什么后果？

伤口愈合不良有可能导致患者术后恢复期延长，部分还会影响移植肾的功能。当伤口感染控制不佳时，会延长住院时间，加大经济负担，使患者身体、精神、经济均遭遇严重打击，严重者还可能导致全身性的感染甚至败血症，威胁患者生命。

3. 伤口愈合不良怎么治疗？

任何伤口的治疗不是统一而论的，治疗方案应根据伤口治疗的效果以及临床表现进行动态调整（表3-5）。

表3-5　伤口愈合不良的治疗方案

伤口类型		治疗方案
感染	局部感染	据情况使用0.9%生理盐水或稀释双氧水反复冲洗切口，局部敷用云南白药等。伤口分泌物培养阳性可使用抗菌敷料，如银离子藻酸盐，因其具有良好的抗菌性和高吸收性。脓肿形成的伤口应充分地切开引流，重度感染伤口应延迟缝合
	全身感染	在伤口局部感染的处理措施上，根据血液培养结果，加用敏感药物的口服或静脉输注
脂肪液化	渗液少，伤口未拆线及裂开	延迟拆线，挤出脂肪渗液，促进其排出。必要时部分拆除（1~2针）缝线，内置生理盐水纱条或藻酸盐敷料引流，每天换药，酌情使用红外线烤灯照射，促进伤口愈合
	渗液多，伤口假性愈合或裂开，皮下坏死组织游离	可拆除数针缝线使伤口敞开，充分引流并在伤口内部填塞高渗盐水纱条、藻酸盐敷料或庆大霉素盐水纱条，待渗液减少、新鲜肉芽组织长出后行Ⅱ期缝合或蝶形胶布拉合伤口。伤口处外用生长因子凝胶加速伤口的生长与恢复，酌情使用红外线烤灯照射
乳糜漏和（或）淋巴漏		临床多采用非手术治疗方案，使用生长抑素治疗。部分保守治疗无效时行淋巴管结扎术或淋巴管腔内注射硬化剂等。可选用铜绿假单胞菌注射液注射治疗。对于有大量乳糜漏或淋巴漏的患者需控制饮食或禁食，并逐渐过渡到低脂、高蛋白饮食。充分引流，保证引流通畅。若管道拔除后切口仍大量渗液应在伤口外接造口袋引流
伤口处漏尿		无尿管者安置尿管；有尿管者适当延长保留尿管的留置时间充分引流，增强自身营养，防治感染 保守治疗无效时再行手术

｜ 误区提醒 ｜

1. 胖子才有脂肪液化，苗条的人不会发生？

不是。

伤口脂肪液化发生的原因有多种，所有经腹部的手术均会对腹部脂肪细胞造成损伤，损伤细胞在坏死、液化、破裂过程中会产生脂肪酸，对腹部切口周边组织产生刺激，增加机体炎症反应。切口内坏死细胞破裂形成脂肪滴渗出切口，一旦渗出量达到一定程度便会形成液态脂肪，诱发巨噬细胞反应，即脂肪液化。

除肥胖及腹部脂肪厚度过厚外，糖尿病、营养不良、贫血、肝脏疾病、术中操作不当等均可诱发伤口脂肪液化。所以，就算您很苗条也有发生脂肪液化的可能。

2. 为了预防伤口感染，需要每天伤口换药？

不需要。

伤口的愈合需要一定的时间，一般遵循以下三个阶段，炎症期—纤维组织增生期—瘢痕形成修复期。炎症期伤口处会有血清白蛋白、凝血因子、巨噬细胞等渗出，其中巨噬细胞吞噬伤口内的组织碎片呈现出来的无菌性炎症反应会促进伤口的清洁。伤口换药会清理掉伤口处的血清白蛋白、凝血因子和巨噬细胞。如果频繁换药反而会阻碍伤口愈合。因此，常规伤口间隔 2～4 d 更换敷料，如果是特殊伤口，应根据具体情况特殊安排换药频次。

3. 听说红外线烤灯可以加快伤口愈合，那每天多烤几次是不是伤口愈合得更快？

不是。

红外线烤灯局部照射在一定程度上能加速伤口渗液的吸收，促进细胞代谢，还能促进伤口局部血液循环，加速伤口康复。但它只是一种辅助性的物理治疗方法，不能够代替伤口换药以及局部外用敷料等治疗方案。长时间的局部低温照射容易导致皮肤烫伤，出现水疱，甚至会造成伤口疼痛、伤口愈合延迟等情况。

综合来说，建议红外线烤灯每天使用不超过 3 次，每次治疗时间不超过 30 分钟，使用时以皮肤能够感到轻度的温热感（距皮肤 30～50 cm）为宜。

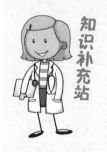
知识补充站

腹型肥胖和 BMI 是什么？

（1）腹型肥胖诊断标准：（按照《中国成人体重和肥胖症预防控制指南》标准，腰围男性≥85 cm，女性≥80 cm 或腰围身高比 >0.5 为腹型肥胖）。

（2）BMI，也称体重指数，是国际上常用的衡量人体胖瘦程度以及是否健康的一个标准。计算公式为：BMI = 体重 ÷ 身高 ^{2}。（体重单位：kg；身高单位：m。）

中国成人体重指数和相关疾病危险性的关系

分类	体重指数/kg·m^2	相关疾病发病危险性
体重过低	<18.5	低（但其他疾病危险性增加）
体重正常	18.5~23.9	平均水平
超重	24~27.9	增加
肥胖	≥28	中度增加
重度肥胖	≥30	严重增加

（周朝霞）

参考文献

[1] 别凡，孙备. 胰腺术后乳糜漏诊治研究进展［J］. 中华胰腺病杂志，2021，21（5）：393 - 395.

[2] 王瑛，蔡秋琴，高燕. 3 例肾移植术后并发乳糜漏患者的观察及护理［J］. 天津护理，2019，27（2）：202 - 203.

[3] 李瑞雪. 21 例颈部淋巴结清扫术后乳糜漏患者非手术治疗的护理［J］. 天津护理，2022，30（1）：80 - 83.

[4] 谷波，赵上萍. 肾移植临床护理手册［M］. 成都：四川科学技术出版社，2021.

[5] 付吉群，谭小英. 产科腹部手术切口液化的临床诊疗研究［J］. 中国继续医学教育，2021，13（1）：103 - 105.

［6］余芳. 红外线治疗患者发生低温烫伤的危险因素［J］. 护理实践与研究，2021，18（20）：3026 - 3028.

［7］陈巧红，蓝丽玲. 藻酸盐银离子敷料与凡士林纱布敷料对慢性感染伤口愈合效果的影响比较［J］. 吉林医学，2022，43（4）：1120 - 1122.

第三节　排斥反应

｜ 医护科普 ｜

1. 为什么会发生排斥反应?

肾移植受体接受移植肾脏后，身体的免疫系统会把这个"外来"肾脏识别成一种"异己"成分，从而对其发起攻击、破坏和清除的免疫反应。

2. 排斥反应的典型临床表现包括以下情况:

（1）尿量减少。

（2）血清肌酐值和尿素氮升高。

（3）体重增加。

（4）蛋白尿。

（5）移植肾区伴或不伴胀痛不适，质地硬。

（6）血压升高。

（7）发热、乏力、腹胀、食欲缺乏等。

（8）移植肾肿胀，严重的可能导致移植肾破裂出血。

由于大多数排斥反应是在服用免疫抑制剂药物的情况下发生的，这些药物会起到减轻排斥反应的作用，因此，典型的排斥反应实际并不多见，大多数患者可仅仅表现为血清肌酐升高。

3. 排斥反应的种类与机理

除了同卵双胞胎间的器官移植外，所有的肾移植患者术后都可能发生排斥反应。根据排斥反应发生的机理、时间和病理学特征，肾移植后的排斥反应分为四种类型（表3－6），包括超急性排斥反应、加速性排斥反应、急性排斥反应和慢性排斥反应，其中，急性排斥反应与慢性排斥反应最为常见。

表3－6　肾移植术后排斥反应分型

排斥反应分型	发生时间	诱发因素
超急性排斥反应	多发生在手术中吻合血管开放后几分钟至几小时，也有人称之为"手术台上的排斥反应"	配型不佳
急性加速性排斥反应	多发生在移植术后2~5 d，发生越早，程度越重，严重时可致移植肾破裂出血，移植肾功能迅速丧失	多见于反复输血、多次妊娠或再次肾移植的患者，也可能与某些病毒感染有关
急性排斥反应	常发生在术后5日至6个月，术后多年也可能发生	免疫抑制剂药物不足，改用或停用免疫抑制剂，某些细菌、病毒感染
慢性排斥反应	常发生在术后3个月后	主要与急性排斥反应频率和程度有关，反复发生的急性排斥反应常致慢性排斥，另外，高脂血症、糖尿病、高血压等也是导致慢性排斥反应的因素

4. 发生排斥反应如何治疗？

发生排斥反应一般要进行移植肾穿刺活检术，根据病理检查明确排斥反应的类型和指导治疗方案。

（1）首选糖皮质激素冲击治疗，一部分肾移植患者可能出现激素难治性排斥反应，冲击激素可能效果欠佳。

（2）生物制剂治疗（静脉输注美罗华、抗人胸腺免疫球蛋白、利妥昔单抗、硼替佐米、静脉注射免疫球蛋白等）。

（3）血浆置换治疗。

5. 如何预防排斥反应？

（1）遵医嘱服药：按时按量服用免疫抑制剂，切记擅自停药、增减药物剂量或自行更换药物。

（2）定期随访：定期检查肝肾功能和免疫抑制剂药物浓度，有异常及时就诊，以便于早发现、早诊断、早治疗。

（3）健康生活方式：生活有规律，饮食有营养，情绪要稳定，避免熬夜、劳累、受凉等，避免服用增强免疫力的补品，如人参、蜂王浆等。

▌ | 误区提醒 |

1. 术后一旦发生排斥反应，就意味着移植肾功能丧失？

不一定。

多数急性排斥反应可以通过调整免疫治疗方案进行治疗，一般对预后基本无影响，移植肾功能可以恢复。但部分急性排斥反应会导致较重的移植肾损伤，需要采用血浆置换联合静脉免疫球蛋白及利妥昔单抗的治疗方案，具体治疗效果因人而异。

良好的心态有助于疾病的恢复，如果发生排斥反应，肾移植患者应保持良好的心态，积极配合治疗，不放弃任何希望。

2. 发生排斥反应只要做了激素冲击治疗血清肌酐就会下降？

不一定。

一般激素冲击治疗后 3～5 d 血清肌酐上升达到一个高峰，这就像踩刹车一样，刹住车的时候还会往前走一点，然后逐渐下降。大部分肾移植患者的血清肌酐会下降到略高于平时水平的情况，小部分患者血清肌酐会恢复到原来的水平。血清肌酐的恢复情况与发生排斥反应后开始激素冲击治疗的时间长短有直接关系。还有一部分激素冲击治疗效果不佳，这可能出现了激素难治性急性排斥反应，或者抗体介导的排斥反应，需要采用其他治疗方案。

3. 今天的血清肌酐比上次升高了 10 个点，这肯定遭排斥反应了？

不一定。

一次单独的、轻微的血清肌酐升高可能与患者摄入较多的肉类食物有关，排斥反应的可能性很低，不必过度担心与焦虑。但是如果血清肌酐升高值超过平时值的 10%，且连续 3 d 持续地升高，那很可能是发生了排斥反应。有研究报道，当血清肌酐升高值超过平时值的 25%，连续 2 天升高也可能存在移植肾排斥的潜在危险。

（肖开芝）

参考文献

［1］石炳义，蔡明. 肾移植实用全书［M］. 北京：人民军医出版社，2012.
［2］吴小霞，刘佳，谢键飞，等. 肾移植患者自我管理指南［M］. 长沙：中南大学出版社，2019.
［3］中华医学会器官移植学分会. 肾移植排斥反应临床诊疗技术规范（2019 版）［J］. 器官移植，2019，10（5）：505－512.
［4］张雷，张更. 肾移植 100 问［M］. 北京：中国科学技术出版社，2021.
［5］谷波，赵上萍. 肾移植临床护理手册［M］. 成都：四川科学技术出版社，2021.

第四节　尿　瘘

| 医护科普 |

1. 什么是尿瘘?

移植肾尿瘘是指尿液不通过正常的输尿管、膀胱、尿道排出，经由其他通道排出或蓄积在体内其他部位的情况。通常发生在术后的前几周。

2. 尿瘘的原因有哪些?

尿瘘的原因见表 3 - 7。

表 3 - 7　尿瘘的原因

分类	原因	具体因素
患者因素	营养状况差	低蛋白血症、糖尿病
	透析时间长	膀胱失用性萎缩
	其他并发症	贫血、肝功能不良等
	CMV 感染	受者血液中循环免疫复合物增加并沉积于输尿管血管，血管内膜受损引起血栓形成
	急性排斥反应	输尿管间质水肿及大量淋巴细胞浸润，导致中小动脉内膜炎，形成动脉血栓
	术后创面感染	伤口愈合不良/假性愈合可能导致窦道形成
手术因素	器质性损伤	器官获取、修整及吻合过程中损伤
	吻合不良	输尿管—膀胱吻合口压力过大导致血运受损
	输尿管	输尿管保留过短或过长
	缺血再灌注损伤	器官获取及置入过程

续表

分类	原因	具体因素
用药因素	糖皮质激素及免疫抑制剂	药物治疗导致组织愈合差而出现输尿管坏死或吻合口崩裂

3. 尿瘘的临床表现有哪些?

常见的临床表现为腹痛、移植肾区疼痛/胀痛、尿量减少、血清肌酐升高、伤口敷料频繁渗湿、伤口愈合不良、血浆引流管处的引流液增加、移植肾周积液，可伴或不伴发热。

4. 尿瘘的检查方式有哪些?

（1）检测引流液的肌酐值：如引流液较前明显增加，立即留取引流液和尿液分别检测肌酐值，当两者肌酐值接近且均远高于血清肌酐值可明确诊断。

（2）移植肾彩色多普勒超声：移植肾超声可明确移植肾周是否有积液存在，并观察移植肾血流情况，必要时还可在超声引导下行肾周积液穿刺引流。

（3）盆腔 CT：可以发现量较少的移植肾周积液，但仍需行穿刺引流送检，方可明确诊断。

（4）尿路造影：如见造影剂外泄即可明确诊断。

（5）膀胱镜或输尿管镜：部分吻合口或膀胱坏死患者镜下可见到破损口。

5. 尿瘘的治疗方式有哪些?

（1）有尿管者延长管道留置时间，保持膀胱的充分引流，必要时更换导尿管。无尿管者重新安置尿管。大部分受者经保守治疗可愈合。

（2）大量移植肾周积液者，可在超声引导下行穿刺引流术，充分引流移植肾肾周积液。

（3）输尿管狭窄者尽早在膀胱镜或输尿管镜下行输尿管支架置入术，避免输尿管狭窄或梗阻影响移植肾功能。

（4）保守治疗效果不佳者及时进行手术修补，根据情况选择腹腔镜手术或开放式手术修补，手术治疗应可能保留移植肾，恢复尿路连续性，保证创面的充分引流。

（5）输尿管坏死无法再吻合者可行移植肾经皮穿刺造瘘术，长期留置移植肾造瘘管，充分引流并抗感染治疗，规律门诊随访，定期更换造瘘管及造瘘袋。

误区提醒

1. 为了预防漏尿，是不是尿管/输尿管支架管安置时间越长越好？

不是。

过晚拔除尿管/输尿管支架管并不能预防尿瘘的发生。尿管/输尿管支架管对机体而言是一种异物，在体内留置时间过长，容易引起炎症、感染，还可能使管道粘连、嵌顿导致拔除困难等情况。

（周朝霞）

参考文献

[1] 谷波，赵上萍. 肾移植临床护理手册［M］. 成都：四川科学技术出版社，2021.

[2] 刘玲怡，周江桥，邱涛. 肾移植术后漏尿诊治经验［J］. 中华移植杂志，2021，15（1）：42-44.

[3] 洪欣，李州利，王爽，等. 肾移植术后尿瘘的治疗策略研究（附72例报告）［J］. 器官移植，2014，5（2）：95-99.

[4] 郭振宇，邓荣海. 肾移植术后外科并发症处理技术操作规范（2019版）［J］. 器官移植，2019，10（6）：653-660.

第五节　肺部感染

| 医护科普 |

1. 肾移植术后肺部感染常见的感染源有哪些？具体有哪些表现？

肾移植术后肺部感染常见的感染源及临床表现见表3-8。

表3-8　肾移植术后肺部感染常见的感染源及临床表现

病原体	常见病原菌	主要临床表现
细菌	革兰氏阴性杆菌、肺炎克雷伯杆菌	咳嗽、咳黄痰、发热、气促、呼吸困难
真菌	白色念珠菌	发热、刺激性咳嗽、咳白色黏液样痰，呼吸急促、咯血
	曲霉菌	低热、干咳、胸痛、呼吸困难
	卡氏肺孢子菌	普通型：低热、干咳、心悸、呼吸增快
		急进型：高热、烦躁、呼吸急促、发绀、进行性呼吸困难
病毒	巨细胞病毒	干咳无痰，气紧为始发症状，继而出现胸闷、呼吸困难、发热及发绀
结核菌	结核分枝杆菌	低热、咳嗽、咳痰、乏力、盗汗、食欲减退、消瘦、咯血，严重者可出现呼吸困难

2. 哪些因素容易造成肺部感染？

造成肺部感染的原因见表3-9。

表 3 - 9 造成肺部感染的原因

感染因素	原因
受者因素	严重贫血、低蛋白血症、排痰能力差、长时间卧床等导致机体一般情况差。术后使用免疫抑制剂、大剂量使用激素或单/多克隆抗体冲击治疗导致免疫力低下。自身存在病原体。自我防护意识不佳：不喜欢佩戴口罩，与感染人群密切接触
供者因素	供肾感染
环境因素	居住周边环境差、空气污染。工作环境为宠物店、家禽养殖场、花店等易接触病原菌的地方
手术因素	气管插管损伤呼吸道黏膜。手术时间长导致使用机械通气辅助呼吸时间长

3. 肺部感染该如何治疗？

肺部感染的治疗方法见表 3 - 10。

表 3 - 10 肺部感染的治疗方法

治疗方式	内容
一般治疗	加强休息、吸氧、雾化吸入、咳嗽排痰、纠正水电解质紊乱和酸碱平衡失调，早期进行肺康复锻炼
药物治疗	根据感染的病原体类型，早期使用抗生素/抗病毒/抗真菌等药物治疗
调整免疫抑制剂	减量或停用免疫抑制剂，使用激素静脉冲击治疗等
支持治疗	严重感染者可输注血浆、白蛋白、免疫球蛋白；根据情况及时予以肠内与肠外营养支持

4. 该如何预防肺部感染？

（1）术后早期活动，预防坠积性肺炎及肺不张。

（2）呼吸功能锻炼：术后进行深呼吸及咳嗽排痰训练，咳痰困难者告知医生，必要时行雾化吸入治疗；部分移植中心在术后会给患者使用呼吸训练器进行肺功能锻炼，促进肺康复。使用呼吸训练器者，建议使用3次/d，10~15分/次。

（3）严格自我管理，做好自我防护：注意口腔卫生，预防口腔感染，养成佩戴口罩的习惯。

（4）保证营养摄入，保持运动习惯，增强体质，避免受凉，预防感冒。

（5）规律口服免疫抑制剂，预防排斥反应。有研究显示，急性排斥反应是肺部感染发生的独立危险因素。

（6）尽量避免饲养猫（携带弓形虫）、狗、鸟类（携带葡萄球菌）等带毛屑的动物或直接接触动物粪便。

（7）不建议种植盆栽植物，移植后第一年不宜从事园艺工作，若需接触应佩戴手套。

┃ 误区提醒 ┃

1. 出现咳嗽就是得了肺部感染？

不一定。

有咳嗽不一定就是肺部感染，肺部感染了也不一定有咳嗽。

导致咳嗽的原因有很多，如肺部感染、急慢性咽喉炎、肺结核、吸入刺激气体（冷空气、烟、甲醛）及气道过敏等。肺部感染常见的临床表现包括发热、咳嗽、咳痰等。咳嗽只是肺部感染的临床表现之一，且对于轻症肺部感染患者来说常无明显咳嗽症状。所以，肺部感染了也不一定会出现咳嗽。

2. 肺部感染会传染吗？

可能会。

一般来说，细菌感染所致的肺部感染不会传染，但是特殊致病菌有一定传染性，具体包括以下内容：

（1）病毒性感染：常见有冠状病毒、腺病毒、流感病毒、巨细胞病毒。传播方式一般为飞沫传播、接触传播。

（2）结核分枝杆菌感染：开放性肺结核为空气传播。

（3）卡氏肺孢子菌感染：肺孢子菌广泛定植于自然界人与动物体内，很多正常人的呼吸道内都有肺孢子菌寄生，这是一种条件致病性真菌。在免疫功能正常的人群中，卡氏肺孢子菌所致的肺炎极其罕见。当机体免疫力下降时菌体大量繁殖引起致命的肺孢子菌肺炎。肺孢子菌不仅可通过呼吸道进行传播，还可通过胎盘屏障进行母婴传播。

（黄霞）

参考文献

[1] 王建立，关兆杰，尹利华，等. 公民逝世后器官捐献肾移植 546 例的预后 [J]. 肾脏病与透析肾移植杂志，2019，28（2）：124–128.

[2] 周江桥，邱涛，刘修恒，等. 公民逝世后器官捐献供肾移植肺部感染诊治研究 [J]. 泌尿外科杂志，2015，7（2）：22–26.

[3] 邓聪，孙卫民，林梅双，等. 肾移植术后肺部感染患者病原体及危险因素分析 [J]. 河北医学. 2021，27（2）：279–283.

[4] 范广芬. 重症流感病毒性肺炎患者的临床护理与感染防控 [J]. 系统医学. 2020，5（5），163–165.

[5] 中华预防医学会新型冠状病毒肺炎防控专家组. 新型冠状病毒肺炎流行病学特征的最新认识 [J]. 中华流行病学杂志，2020，10（2）：86–92.

[6] 孟静，李光才，肖建生，等. 不同免疫状态下卡氏肺孢子菌肺炎临床特征的差异性分析 [J]. 华中科技大学学报（医学版）. 2021，50（2）：225–229.

[7] 张慈，孙蕾，朱晓颖，等. 免疫功能正常肺孢子菌肺炎 1 例 [J]. 临床肺科杂志. 2019，24（3）：570–572.

[8] 王婧，齐海宇，李小丽，等. 肺孢子菌肺炎概述 [J]. 中国医刊. 2008，（6）：7–9.

[9] 钱叶勇，袁铭. 肾移植实用全书 [M]. 北京：人民军医出版社，2012.

第六节　尿路感染

1. 什么是尿路感染？

尿路感染，又称泌尿系统感染，是病原体在尿路中生长、繁殖而引起的感染性疾病。最常见的致病菌是大肠埃希菌，占全部尿路感染的85%，其次为屎肠球菌、铜绿假单胞菌、变形杆菌等。按尿路感染的症状可以分为无症状尿路感染、有症状尿路感染；按感染部位分为上尿路感染（肾盂肾炎、输尿管炎）、下尿路感染（膀胱炎、尿道炎）（表3-11）。

表3-11　尿路感染的分类和临床表现

分类	临床表现
无症状性菌尿	无任何感染症状，但尿液检查有细菌
上尿路感染	畏寒、发热、乏力、腰痛或移植肾区疼痛
下尿路感染	尿频、尿急、尿痛、排尿困难、尿道烧灼感、血尿、膀胱区或会阴部不适感等

2. 尿路感染发生的原因有哪些？

尿路感染发生的原因见表3-12。

表3-12 尿路感染发生的原因

危险因素	发病潜在原因
女性	女性尿道短且直，距离阴道及肛门较近，容易受细菌污染 女性激素水平降低会改变阴道酸性环境，优势菌群由乳酸菌转变为大肠埃希菌
糖尿病	糖尿病患者的尿液含糖量较高，有利于细菌的繁殖生长 糖尿病患者容易继发神经源性膀胱，导致尿潴留，增加尿路感染的风险
留置管道	术后留置尿管、输尿管支架会增加尿路感染的风险
应用免疫抑制剂	免疫抑制剂的应用导致机体免疫力低下，增加尿路感染的风险

3. 怎样治疗尿路感染?

（1）尿路感染后需要进行血常规、小便常规及尿液培养检查，必要时行 B 超检查，排除有无尿路结石。

（2）根据病原体种类合理使用抗菌药物抗感染治疗，口服碳酸氢钠碱化尿液，减少尿路的刺激症状。一般治疗周期是 1～2 周。

（3）多饮水、勤排尿，促进细菌及炎性渗出物排出。

（4）避免摄入辛辣、刺激性食物。

4. 怎么预防尿路感染?

（1）建议女性患者性生活后及时排尿及清洗会阴部，降低尿路感染的风险。

（2）避免憋尿，养成良好的排尿习惯。

（3）排解大便后，从前往后擦拭，清洁肛门。

（4）注意内裤的清洁卫生。

（5）加强锻炼，增强体质，保持愉悦的心情。

| 误区提醒 |

1. 尿路感染症状消失就可以停药了？

不可以。

很多肾移植患者认为疾病症状减轻或消失就可以停药了。这个时候细菌往往并未彻底消灭，擅自停药可能导致感染复发或迁延不愈，进而转为慢性感染。正确的做法是：遵医嘱规律、足量、足时用药。

2. 尿路感染是性病吗？

当然不是。

尿路感染与性病的概念是不同的。性病可以引发尿路感染，但尿路感染不等同于性病（表3-13）。

表3-13　尿路感染与性病的区别

分类	尿路感染	性病
病因	由于某些因素导致各类病原菌通过上行感染、血行感染、直接感染甚至淋巴道感染的途径侵袭泌尿系统，并突破机体的防御后而引起机体发病	指通过性接触、类似性行为及间接性接触感染病原微生物导致的一组疾病，常见性病包括梅毒、淋病、生殖道沙眼衣原体感染、尖锐湿疣、生殖器疱疹以及艾滋病六种疾病
症状	表现为尿频、尿急、尿痛，甚至肉眼血尿、腰痛等局部症状，也可同时存在发热、寒战等全身症状，也有部分患者临床症状不明显或无症状	外生殖器溃疡，外生殖器新生物，女性下腹痛，腹股沟淋巴结肿大，阴囊肿胀和新生儿结膜炎等症状。伴随发热、寒战、体重减轻、食欲不振、恶心、呕吐等全身症状

（李霞）

参考文献

[1] 邓聪，康嘉乐，林梅双，等. 肾移植术后继发尿路感染的回顾性分析 [J]. 重庆

医学，2019，48（21）：3622 - 3625 + 3630.

［2］浦莹．细节护理在肾移植术后留置尿管相关尿路感染中的作用［J］．健康前沿，2018（12）.

［3］曾嵩，王伟，张小东，等．肾移植后受者膀胱输尿管反流的诊治进展［J］．中华器官移植杂志，2017，38（7）：439 - 442.

［4］马榕．肾移植受者的细胞免疫指标与泌尿系感染发生之间的联系及意义［D］．苏州大学，2019.

［5］王淮林，杨玉轩，朱海冬，等．98 例肾移植术后早期尿路感染的诊断及治疗：单中心经验总结［J］．实用器官移植，2018，6（3）：199 - 202.

［6］林洪丽，谢华，简桂花，等．中国女性尿路感染诊疗专家共识［J］．中华医学杂志，2017，97（36）：2827 - 2832.

第七节　皮肤感染

▎医护科普▎

1. 肾移植患者为什么容易发生皮肤感染?

移植患者长期服用免疫抑制剂，机体免疫力低下，皮肤屏障脆弱，病毒、细菌、真菌等病原体容易侵袭皮肤，移植前病毒感染、高龄、激素治疗及免疫抑制剂的使用是增加皮肤感染的危险因素，皮肤感染主要表现为水痘和带状疱疹（表 3 - 14）。

2. 水痘有什么表现?

水痘—带状疱疹病毒（VZV）初次感染多表现为水痘（图 3 - 1），可通过呼吸道飞沫或直接接触传染。发疹前即可表现为发热、头痛、恶心、呕吐等，出疹最开始为粉红色小斑疹，迅速变为米粒至豌豆大的圆形紧张形水疱，周围有明显红晕，水疱中央呈脐窝状。水疱期皮肤瘙痒感明显，若抓破感染可留下轻度凹痕。

3. 带状疱疹会有什么表现？

水痘—带状疱疹病毒（VZV）再次感染多表现为带状疱疹（图
3-2）。发疹前一般会有发热、疲乏无力、全身不适等，继而出现红
色斑丘疹，随后发展为成簇水疱或大疱，可能出现出血疹，最常累积
胸、腰部，也可见于头面部、四肢。其具有嗜神经性，表现为皮肤沿
神经分布的带状疱疹（HZ），伴疼痛，部分患者可伴有疱疹后神经
痛，免疫低下者可出现皮肤播散和内脏受累，如眼带状疱疹可影响视
力。肾移植术后带状疱疹的发生率为 7.4%，为普通人群的 10～100
倍，肾移植患者 VZV 的发病以潜伏性的病毒再次活化为主。与普通
人群不同，肾移植术后受体感染 VZV 后，难以获得持久性免疫力，
可反复多次发作。

表 3-14　水痘与带状疱疹的区别

	带状疱疹	水痘
皮疹性状	不规则水疱，皮肤基底泛红	透明水疱样
皮疹分布	沿神经分布，呈簇状、带状	单个，全身散在分布
疼痛	疼痛感明显，可遗留神经痛	无疼痛感
传染性	传染性弱	传染性强
传染途径	接触传播	呼吸道传播、接触传播
隔离方式	接触隔离	呼吸道隔离、接触隔离
发病季节	无季节性	冬、春季高发
前驱症状	乏力、低热、食欲减退、皮肤局部疼痛	发热、畏寒、食欲减退、头痛

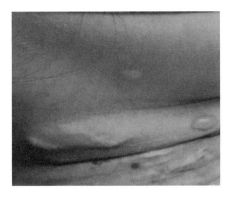

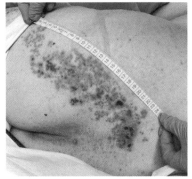

图 3 - 1　水痘　　　　　　　　图 3 - 2　带状疱疹

4. 水痘、带状疱疹对肾移植患者有怎样的危害？

VZV 感染通常不会导致移植物功能丢失，但治疗不及时可导致病毒播散，并发严重的内脏、血管及神经病变和（或）合并多重病原微生物感染，如病毒性肝炎、病毒性肺炎、失明、耳聋、面瘫等并发症，严重者将导致死亡。

5. 感染 VZV 怎么治疗？

VZV 感染需在医生指导下尽早治疗，以降低感染相关并发症的发生率。

（1）抗病毒治疗：口服或静脉输注更昔洛韦、阿昔洛韦、泛昔洛韦；疱疹局部可外涂抗病毒软膏。

（2）止痛治疗，可适当口服镇痛药物，如普瑞巴林、卡马西平等。

（3）营养神经治疗，补充维生素，如维生素 B_1、甲钴胺等。

6. VZV 感染如何预防？

（1）疫苗接种——水痘减毒活疫苗

移植前可进行水痘血清学检查，阴性的成人患者可在移植前接种"水痘疫苗"。《实体器官移植等待者和接受者的疫苗接种：美国移植学会传染性疾病实践团体指南》指出：无论移植受者是否为 VZV 血清阳性，都应避免在移植后使用带状疱疹减毒活疫苗，防治播散性感染的发生。

（2）疫苗接种——重组亚型带状疱疹疫苗

对于移植前未接种水痘疫苗的患者或移植前有水痘阳性病史的患者，可在术后 3 个月以后接种"重组带状疱疹疫苗"。

（3）避免接触水痘、带状疱疹患者及其衣物

做好个人手卫生，避免生活中接触水痘、带状疱疹的患者及其衣物。

7. 感染 VZV 后生活上需要注意哪些？

（1）做好消毒、隔离措施

患者的衣物、被褥、生活用品用暴晒或者煮沸等方式进行消毒处理，避免交叉感染。居住房间早晚通风，紫外线消毒，物体表面用含氯消毒剂擦拭。患者做好手卫生。

（2）加强营养

患者宜进食清淡、易消化的高蛋白、高维生素食物，如牛奶、蒸蛋、水果等。少量多餐，保证充足水分摄入。禁食生冷、油腻、滋补、辛辣的食物，禁烟、酒。

（3）做好降温措施

VZV 引起的发热通常为低热，可使用温水擦浴、冰冰贴外用等措施进行物理降温。发热期间注意多饮水、补充电解质。

（4）做好皮肤护理

患者穿柔软、透气的衣物。剪指甲，勤洗手，避免抓挠局部皮肤导致局部感染加重。较大未破皮的水疱由医生及护士进行处理，避免自行挤破或撕裂水疱引起局部感染加重。对较小未破的水疱，可使用消毒液及抗病毒外敷药物每日 1～2 次外涂以达到干燥消炎的目的。带状疱疹严重时不可洗澡及擦浴，疱疹结痂后不可人为强行抠去，避免瘢痕形成。

8．什么是痤疮？

痤疮，常被称为青春痘，是指脂腺分泌皮脂明显增多，致使毛囊口堵塞，使痤疮丙酸杆菌大量繁殖而引起的毛囊皮脂腺的慢性炎症。其发病机制主要与雄激素升高有关。肾移植术后痤疮发生率较高，目前有研究认为与患者移植术前体内性激素代谢、脂质代谢紊乱，大量毒素抑制下丘脑—垂体—性腺轴进而减少睾酮分泌有关。

9．痤疮的临床表现

痤疮（图3－3）临床以男性多见，女性经期时加重。病变主要见于脸部及胸、背部，常见的皮损类型有：粉刺、炎性丘疹、脓疱、结节、囊肿等。常伴有皮脂溢出、毛孔粗大的表现。

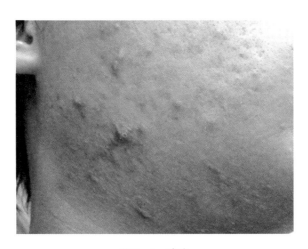

图3－3　痤疮

10．如何有效控制痤疮的发生？

（1）饮食上：少食用辛辣、油腻及糖分含量较高的食品，戒烟、酒，多食用新鲜蔬果，多饮水。

（2）生活上：保持皮肤清洁；选择温和无刺激的护肤品；注意

防晒；保证充足的睡眠；保持心情愉悦。

（3）加强体育锻炼，提高机体抵抗力。

（4）遵医嘱用药，勿自行乱用药物。

■ | 误区提醒 |

1. 带状疱疹没有传染性

带状疱疹和水痘相比传染性的确较小，但不代表它不具有传染性。对免疫力低下的人群，如器官移植术后的患者而言，其传染性依然比较强。带状疱疹主要通过接触传播。因此肾移植患者不可接触带状疱疹患者使用后的物品，日常出行也需要注意手卫生。

2. 每天洗数次脸/澡，皮肤干干净净，就不会得皮肤病？

像这种每天洗数次脸/澡的情况，我们称之为"过度清洁"。过度清洁会破坏人体皮肤表面的脂质膜，使皮肤屏障受损、抵抗力下降、更容易发生过敏或者感染。因此，在正常情况下推荐肾移植患者一天洗两次脸即可，洗脸/澡过程中注意选择温和无刺激的洁肤用品。

（朱婷婷）

参考文献

［1］刘龙山，李建一，王长希.《实体器官移植等待者和接受者的疫苗接种：美国移植学会传染性疾病实践团体指南》解读［J］. 实用器官移植，2021，9（4）：257-260.

［2］黄倪言，杨莎. 37 例成人水痘的临床分析［J］. 中西医结合护理（中英文），2019，5（10）：140-142.

［3］赵红梅. 肾移植术后出现带状疱疹临床特征分析及影响因素研究［J］. 护理实践与研究，2020，17（11）：107-109.

［4］Alimohammadi M，Moosazadeh M，Mardomi A，et al. Seroprevalence of VZV IgG antibody in kidney transplant recipients：A systematic and meta-analysis review［J］. Transpl Immunol. 2022.

[5] 李沂轩，刘英，贺雪文，等. 379 例水痘患者的流行病学特征分析 [J]. 当代医学，2020，26 (35)：177 - 179.

[6] 赵红梅. 肾移植术后出现带状疱疹临床特征分析及影响因素研究 [J]. 护理实践与研究，2020，17 (11)：107 - 109.

[7] 随海田，贾涛，郭昱，等. 水痘减毒活疫苗应用进展 [J]. 中国病毒病杂志，2022 (4)：12.

[8] 贺腾辉，钱叶勇，范宇，等. 单中心肾移植术后带状疱疹的相关危险因素分析 [J]. 器官移植，2017，8 (3)：215 - 219.

[9] 郭宏，扈瑞平，马艳华，等. 水痘 - 带状疱疹病毒的致病机制与防治 [J]. 内蒙古医科大学学报，2021，43 (2)：5.

[10] 顾思逸，章欣. 寻常性痤疮治疗的研究进展 [J]. 中国美容医学，2019，28 (12)：170 - 173.

[11] 段学峰. 肾移植受者皮肤病变的调查 [J]. 皮肤病与性病，2021，43 (2)：268 - 269.

[12] 安志斌. 常见皮肤病性病诊疗图谱 [M]. 北京：军事医学科学出版社，2010.

第八节　高血压

▌　医护科普　▌

1. 肾移植术后高血压的诊断标准是什么？

肾移植术后高血压的诊断标准和普通高血压诊断标准一样，以血压 >130/80 mmHg 为高血压诊断阈值。

2. 肾移植术后血压一般控制在多少比较好？

肾移植术后血压的控制具有特殊性，在围手术期血压不应过低，过低会导致移植肾灌注不足，严重者可导致急性肾小管坏死，从而影响移植肾功能的恢复，围手术期血压以略偏高为宜；但也不能太高，太高会引起心脑血管意外及手术吻合口出血。肾移植术后不同情况下血压控制参考目标详见表3-15、表3-16。

表3-15　肾移植术后不同时期血压控制目标：

时期	建议目标
早期（前3个月）	<140/90 mmHg
维持期（3个月后）	≤130/80 mmHg

表3-16　肾移植术后不同条件下血压控制目标：

条件	建议目标
年轻、无并发症、肾功能好者	110～130/70～80 mmHg
老年人、并发症多、肾功能不全者	<140/90 mmHg

3. 导致肾移植术后高血压的原因有哪些？

导致肾移植术后高血压的原因见表3-17。

表3-17　导致肾移植术后高血压的原因

因素	原因
治疗因素	围手术期体液负荷过多，免疫抑制剂的使用，移植后突然停用降压药致反弹性高血压，术后疼痛控制不足，手术应激，糖皮质激素的使用
患者身体状态	移植肾功能延迟恢复，急性或慢性排斥反应，移植肾动脉狭窄，肾移植术后肥胖，慢性移植肾功能障碍，原发性肾脏疾病的复发，阻塞性睡眠呼吸暂停，血栓性微血管疾病
供者因素	高血压供者供肾，供者肾体积过小

4. 高血压对肾移植患者有哪些危害？

高血压是肾移植术后的常见并发症，肾移植受者术后收缩压高于140 mmHg的比例为55.5%～90.0%，导致移植肾功能损伤的发生率为60%～70%。研究显示，术后1年内动脉压每升高10 mmHg，移植肾失功的风险可增加30%。

肾移植术后不同时期发生高血压的危害见表3-18。

表3-18 高血压的危害

时间	危害
围手术期	移植肾吻合血管破裂出血、心脑血管意外、术后心力衰竭
维持期	移植肾动脉硬化、移植肾功能衰竭、全身动脉硬化、心脑等重要脏器的损害与功能障碍（冠心病、心绞痛、心肌梗死、脑中风等）

5. 常用降压药物的分类及不良反应有哪些?

降压药物的分类及不良反应见表3-19。

表3-19 降压药物的分类及不良反应

降压药物种类	常见药名	常见不良反应	备注
钙通道阻滞剂	硝苯地平缓释片 硝苯地平控释片 苯磺酸氨氯地平 非洛地平缓释片 苯磺酸左旋氨氯地平 合心爽	心悸、心动过速、头痛、面部潮红、踝部水肿、牙龈增生	严重主动脉瓣狭窄、心源性休克、失代偿性心衰、急性心肌梗死、不稳定型心绞痛者禁用
利尿剂	呋塞米 托拉塞米 氢氯噻嗪 螺内酯	血糖升高、脂代谢紊乱、血尿酸升高、电解质紊乱	低钾血症禁用呋塞米 高钾血症禁用螺内酯 肾功能衰竭无尿者、肝昏迷者、低钠、低钾血症者、严重排尿困难者禁用托拉塞米
β受体阻滞剂	美托洛尔 富马酸比索洛尔 阿罗洛尔	心率减慢、心悸、头晕、头痛	心源性休克、病态窦房结综合征、Ⅱ～Ⅲ度房室传导阻滞、严重支气管哮喘、有症状的心动过缓者禁用
α受体阻滞剂	盐酸哌唑嗪 盐酸特拉唑嗪	直立性低血压、眩晕、头痛、嗜睡	

续表

降压药物 种类	常见药名	常见不良反应	备注
血管紧张素 转换酶抑制 剂（ACEI）	马来酸依那普利 盐酸贝那普利 卡托普利片	干咳、皮疹、瘙痒、 味觉障碍	血清肌酐 > 3.0 mg/dL （1 mg/dL = 88.4 μmol/L） 时会增加不良事件（高 钾血症、急性肾损伤） 发生率；双侧肾动脉狭 窄，高钾血症者禁用
血管紧张素 Ⅱ受体阻滞 剂（ARB）	氯沙坦钾 缬沙坦胶囊 厄贝沙坦 坎地沙坦酯片	皮疹、瘙痒、味觉 障碍	

6. 生活中如何控制或预防高血压？

（1）定时监测血压：每天定时监测血压并记录。

（2）合理使用降压药物：遵医嘱按时服用降压药物，不得随意停用、增服或减服药物。

（3）健康饮食：建议均衡营养，选择富含蛋白质食物、新鲜蔬菜、新鲜水果，减少钠盐摄入（每日摄入钠 < 2 g 或氯化钠 < 5 g，即装满一个大牙膏盖或 5 角钱硬币大小的勺子一小平勺），避免进食咸菜、香肠、腊肉、熏肉、午餐肉等高盐饮食，建议戒烟、酒。

（4）适当运动：建议选择适合自己的运动方式，中等运动强度，3 ~ 5 次/周，30 分钟/次。控制体重，建议体重指数（BMI） < 24 kg/m^2，男性腰围 < 90 cm，女性 < 85 cm。

（5）情绪与压力调节：保持情绪稳定，积极乐观，减轻精神压力。

7. 居家应如何正确监测血压？

居家测量以电子血压计为主，监测血压时应坐着或平卧，安静休息 5 ~ 10 分钟，在距手肘横纹上 2 cm 左右绑扎袖带，松紧以能塞进 1 ~ 2 手指为宜，不宜过紧或过松，保持袖带与心脏水平齐平。

测量时间可参考：早上测量应于起床后 1 小时内，服用降压药物之前、早餐前、早锻炼前进行，测量前应排空膀胱。中午测量在 2 点左右，午休后。晚上测量在晚饭后、洗浴后、服药后的"就寝前血压"。测量后做好记录，为诊疗提供依据。

总而言之，想要测得的血压值更加准确，测量血压宜做到四定，即定时间（早/中/晚）、定体位（坐位/卧位）、定部位（左上肢/右上肢）、定血压计（固定一个血压计）。

｜ 误区提醒 ｜

1. 反正没有感觉哪里不舒服，肾移植术后血压高点也无所谓？

不是！

没有不舒服不等于危害性不存在。

多数肾移植患者在尿毒症期均有不同程度的肾性高血压，肾性高血压通常比较顽固，很难将血压有效控制在正常范围，长期的高血压使患者身体习惯了高血压的状态，虽然没有感觉到任何不适，但是高血压对身体的伤害是一直存在的。

2. 听说血压太高了不好，就把血压控制低一点？

不可以！

无论高血压还是低血压，对肾移植患者来说都不友好。有研究报道，肾移植术后患者低血压的发生率约为20%，低血压会降低移植肾血流灌注，引起急性肾小管坏死，导致少尿或无尿，甚至导致移植肾功能的丧失。因此，建议血压控制在推荐范围内。

3. 血压正常了，就可以不吃降压药了？

血压正常后是否可以停药需要因人而异。

即使血压正常了，也不能自行随意停药，需根据自身情况将血压维持在目标范围内。若要停药，需在医生的指导下进行。

（黄霞）

参考文献

[1] 姚俊英，李刚. 2020 年美国基层高血压诊断和管理指南简介 [J]. 中华高血压杂志，2021，29（12）.

[2] 林沁. 肾移植术后高血压的管理 [J]. 中华高血压杂志. 2022，30（2）：101 –106.

[3] Ari E，Fici F，Robles N R. Hypertension in Kidney Transplant Recipients：Where Are We Today？[J]. Current Hypertension Reports，2021，23（4）：21.

[4] 马麟麟，石炳毅. 中国实体器官移植术后高血压诊疗规范（2019 版）[J]. 器官移植 2019，10（2），112 –121.

[5] Mange KC，Cizman B，Joffe M，et al. Arterial hypertension and renal allograft survival. JAMA. 2000，283（5）：633 –638.

[6] 陈瑜，陈尚茹，樊宝鑫，等. DASH 饮食模式治疗高血压的研究进展与挑战 [J]. 心血管病防治知识，2021，11（25）：94 –96.

[7] 高血压肾病诊治中国专家共识组成员. 高血压肾病诊断和治疗中国专家共识（2022）[J]. 中华高血压杂志，2022，30（04）：307 –317.

[8] 吴春婷. 肾移植术后低血压引起少尿患者应用多巴胺的护理体会 [J]. 当代护士（中旬刊），2018，25（6）：49 –50.

[9] 刘路，颜晓勇. 肾移植术后高血压发病机制的研究进展 [J]. 江西医药. 2021，56（5）：707 –710.

第九节　血糖异常

▌ 医护科普 ▐

1. 什么是血糖异常？

血中的葡萄糖称为血糖。葡萄糖是人体的重要组成成分，也是能量的重要来源。正常空腹血糖范围为 3.9 ~ 6.0 mmol/L，餐后 2 小时血糖＜7.8 mmol/L。血糖异常包括高血糖、低血糖、空腹血糖受损、糖耐量减低、糖尿病（表 3 – 20）。糖尿病是一种达到疾病诊断标准的高血糖异常。

表 3-20　血糖异常分类

分类	血糖值
低血糖	糖尿病患者≤3.9 mmol/L 普通人群血糖≤2.8 mmol/L
高血糖	随机血糖≥11.1 mmol/L，住院期间随机血糖>7.8 mmol/L
空腹血糖受损	空腹血糖5.6~6.9 mmol/L
糖耐量减低	空腹血糖6.1~7.0 mmol/L且餐后2小时血糖为7.8~11.0 mmol/L
糖尿病	糖尿病症状且随机血糖≥11.1 mmol/L或空腹血糖≥7.0 mmol/L或 餐后2 h血糖≥11.1 mmol/L或糖化血红蛋白≥6.5%

2. 当发生血糖异常时有哪些表现呢？

血糖异常的临床表现见表3-21。

表 3-21　血糖异常的临床表现

	临床表现
低血糖	交感神经兴奋：心慌、手抖、焦虑、出汗、饥饿、头晕 中枢神经症状：精神不集中、神志改变、认知障碍、抽搐和昏迷
高血糖	"三多一少"是糖尿病最常见的临床表现，即为多饮、多食、多尿和体重减轻。持续性高血糖可降低或破坏神经、血管的正常功能，引发糖尿病相关并发症
空腹血糖受损/糖耐量减低	无明显症状，或只有轻微"三多一少"的症状

3. 什么是移植后糖尿病？

移植后糖尿病（PTDM）是肾移植受者术后发生的一种以持续血糖升高为主的代谢性疾病，一般在术后免疫抑制剂稳定后才做诊断。移植后糖尿病的1年发生率为4%~25%，最常发生在移植术后的最初几个月，通常在第1年内。

4. 移植后糖尿病危险因素有哪些?

移植后糖尿病危险因素见表 3 - 22。

表 3 - 22 糖尿病的危险因素

非移植相关	性别、年龄、种族、肥胖、糖尿病家族史、代谢综合征、成人多囊肾、间质性肾炎等
移植相关	糖皮质激素、钙调磷酸酶抑制剂、病毒感染、移植后体重指数增加等

5. 免疫抑制剂对于肾移植术后血糖有什么影响?

免疫抑制剂是目前公认的肾移植术后糖尿病发生的主要危险因素之一。肾移植术后常用的免疫抑制剂包括皮质类固醇（醋酸泼尼松）、钙调磷酸酶抑制剂（环孢素、他克莫司）等对促成 PTDM 的发生有关。研究表明，在肾移植后的前 2 年，接受他克莫司治疗的患者 PTDM 的发生率是环孢素患者的 2.23 倍。另外，哺乳动物雷帕霉素靶蛋白 mTOR 抑制剂（西罗莫司）也是 PTDM 的独立危险因素。医生可以通过减量、更换药物等方式调整免疫治疗方案，降低 PTDM 的发生。

6. PTDM 患者的治疗方法有哪些?

（1）饮食治疗

建议确保尽可能的碳水化合物（糖类）摄入量及进食时间的一致性，即每天进餐应定时定量，减少血糖波动。选择更多种类的碳水化合物来源，如水果、薯类、全谷类、豆类、低脂奶等，而不仅仅局限于米饭，多食用粗粮，如荞麦面、燕麦面等，少食用含精致糖的甜点，如各种糕点、蜜饯等，含糖高的水果也应该限量。增加膳食纤维的摄入量，食盐摄入量限制在每天 5 g 以内。对于所有超重或肥胖的糖尿病患者，应调整生活方式，减轻体重，控制总能量摄入，尽量限制饱和脂肪酸（如猪油）、反式脂肪酸（如人造奶油）的摄入量，适当增加单不饱和脂肪酸（如橄榄油、花生油）和多不饱和脂肪酸（如鱼类、坚果）的摄入量。最重要的是坚持饮食计划，才能达到饮食治疗的效果。

（2）运动治疗

为保证运动治疗的安全性，运动前做好血糖评估，血糖过高（≥15.0 mmol/L）或过低（<3.9 mmol/L）或伴有胸痛、呼吸困难等不适情况不宜运动。减少久坐时间，坚持规律运动，选择与自身运动能力相适应的项目，运动时随身携带少量糖果，以免运动过程中发生低血糖。一般建议患者每周运动 5 d、每次至少 30 分种的中等强度运动，运动前后做好运动热身和拉伸，建议肾移植患者选择散步、快步走、打太极拳、做呼吸操等运动。

（3）使用降糖药物（口服降糖药物或注射胰岛素）

所有的口服降糖药及胰岛素药物都必须遵医嘱用药，特别是部分降糖药物不适合肾功能不稳定期使用，使用降糖药物可能有低血糖风险，自己一定要重视低血糖的危险，不建议自己擅自改变药物剂量。患者在生活方式和口服降糖药联合治疗的基础上，若血糖仍未达到控制目标，应尽早（3 个月）开始胰岛素治疗。

（4）血糖监测

对于非药物治疗的患者，应定期监测血糖或糖化血红蛋白，以明确血糖控制情况。对于同时接受餐时胰岛素和基础胰岛素治疗的 PT-DM 患者，血糖监测的频率至少每天四次，即空腹及三餐后 2 小时血糖；对于仅接受基础胰岛素治疗的患者，应每日监测空腹血糖，必要时监测睡前血糖。

（5）健康教育

糖尿病是一种终身性的慢性疾病，它的发生发展和我们的生活方式有密切的关系。一定要做好饮食控制，规律运动，做好血糖的检测，遵医嘱使用降糖药物。如觉得自我管理能力不佳，可以向医护人员寻求帮助。

（6）心理护理

研究证明，糖尿病患者容易不同程度地存在心理障碍和情绪异常，而不良情绪可促发或影响糖尿病病情并加重患者的心理障碍。因此，PTDM 患者需要学会调整和管理情绪。

| 误区提醒 |

1. 多吃点，血糖高点也没关系，增加注射胰岛素剂量就可以？

不是！

首先，饮食控制（尤其是控制进食的总量）对于减少血糖波动非常重要，可减少因血糖波动或高血糖导致的相关并发症的发生。其次，患者自行增加注射胰岛素的剂量是非常危险的，容易造成血糖过低，从而影响身体健康。

2. 一旦开始注射胰岛素，是不是就需要终身注射呢？

不是！

PTDM 的发病机制与 2 型糖尿病类似，早期注射胰岛素可以保护肾移植术后患者的早期胰岛功能，让我们的胰岛细胞得到适当的休息，在一定程度上帮助恢复胰岛功能。对于确诊为糖尿病的患者，出院后如果仍需要降糖药物控制血糖，可以通过饮食、运动及口服降糖药物来控制。口服降糖药种类众多，近年来新型口服降糖药物在肾移植患者中也开始应用，注射胰岛素只是其中的一种用药选择。

（杨璎力）

参考文献

［1］中华医学会器官移植学分会. 中国移植后糖尿病诊疗技术规范（2019 版）［J］. 器官移植，2019，10（1）：1-3.

［2］陈荣鑫，赖兴强. 肾移植受者发生移植后糖尿病（PTDM）的危险因素的分析及预测模型的构建［J］. 器官移植，2021，12（3）：331-333.

［3］夏漫城，仝煦楠，双卫兵，等. 肾移植术后新发糖尿病影响因素的研究进展［J］. 宁夏医科大学学报，43（9）：979-981.

[4] 中华医学会糖尿病分会. 中国 2 型糖尿病防治指南（2020 年版）[J]. 2021，13（4）：317－339.

第十节　高血脂

| 医护科普 |

1. 什么是高血脂？

高血脂是指血浆中一种或多种脂类物质高于正常范围，包括胆固醇、甘油三酯、磷脂和非游离脂肪酸等，多由于脂肪代谢或运转异常造成。符合以下空腹静脉血浆检查指标≥1 项，可诊断血脂异常：总胆固醇（TC）≥6.2 mmol/L、低密度脂蛋白胆固醇（LDL－C）≥4.1 mmol/L、甘油三酯（TG）≥2.3 mmol/L、高密度脂蛋白胆固醇（HDL－C）＜1 mmol/L，TC≥5.2 mmol/L 和 LDL－C≥3.4 mmol/L 定为边缘升高。因为血脂升高没有明显症状，所以又称"沉默的杀手"。

据研究表明，肾移植后患者血脂异常发生率较普通人群高 60%～80%。高脂血症是实体器官移植术后的常见并发症，也是诱发心血管疾病造成患者死亡的重要原因之一。

2. 肾移植术后高血脂的原因有哪些呢？

（1）一般原因：高血压、糖尿病、BMI≥28 kg/m^2、吸烟、年龄（男性≥45 岁，女性≥55 岁）、性别、接受激素替代治疗、饮食习惯、遗传因素、冠心病或动脉粥样硬化病家族史和家族性高脂血症。

（2）特殊原因：移植肾新发肾病综合征、环孢素 A 药物的使用等都可能会影响脂质代谢。

3. 移植后血脂高会带来什么危害？

（1）高血脂会导致移植肾的肾小动脉粥样硬化，低密度脂蛋白能够上调 HLA － Ⅱ类抗原的表达，对于内皮细胞有直接毒性作用，诱导巨噬细胞形成泡沫细胞加速动脉的粥样硬化。

（2）影响移植肾功能，高血脂参与了移植物的慢性排斥反应。研究显示，高胆固醇血症加速与慢性排斥反应相似的增殖性血管病变的发展，还会增加心脑血管疾病的发生率，降低患者长期存活率。

4. 血脂升高了该怎么办？

（1）改变生活方式

合理安排工作和生活，养成良好的生活习惯。进行有规律的中等强度锻炼，建议每周 5～7 d，每次 30 分钟；散步、慢跑、游泳等有氧运动均有助于降低体内胆固醇水平。

（2）改变饮食习惯

低盐、低脂饮食，饮食以清淡为主，多食用新鲜的蔬菜、水果等富含膳食纤维素的食物，保证充足的蛋白质供给，如牛奶、鸡蛋白、瘦肉、鱼虾等。植物油相对动物油脂来说，其中的不饱和脂肪酸比例占有绝对优势。橄榄油、核桃油、玉米油、大豆油、茶油、葡萄籽油都是品质优良的植物油，尤其橄榄油的不饱和脂肪酸甚至占总脂的 80%，这些是对移植后高血脂患者相对更好的油脂。但所有植物油脂都和猪油、牛羊油一样，也会产生大量的热量，吃得过多，同样对控制血脂不利。控制胆固醇的摄入：尽量减少摄入脂肪含量高的食物，如肥肉、动物内脏、蛋黄等；戒烟，戒酒。

（3）定期监测血脂水平

定期检测血脂水平，以便及时采取措施，减少心脑血管并发症的风险。

（4）合理使用降脂药物

①首选他汀类药物控制胆固醇水平；

②密切监测降脂药物治疗的副作用及其与免疫抑制剂的相互作用。

（5）调整免疫抑制剂用量

在医生指导下合理使用和及时调整免疫抑制剂是防止高脂血症的重要措施。

▎ 误区提醒 ▎

1. 身材苗条的人就不会出现血脂问题？

并不是。

经常听到肾移植患者说"我又不胖，血脂怎么会高，是不是查错了？我平常吃得很清淡，肉都不怎么吃，血脂怎么就高了呢？"

的确，长期高脂饮食及肥胖是发生血脂异常的重要因素；但血脂升高并不仅仅是肥胖人群的专利，体重正常或偏瘦人群如果伴有多项危险因素，例如糖尿病、吸烟、高血压等，或有家族性高脂血症等患者也可能会出现血脂异常的情况。

2. 血脂高了，把做菜的油量控制一下就好，只要不吃脂肪就好？

不是！

这种认识是片面的。很多人认为"做菜控制油，血脂就不会升高"。光这样做，对控制血脂是不够的，还要多注意食物本身的油。比如五花肉、排骨、肥牛、肥羊等，脂肪含量都在食物总量的50%～60%；多数坚果类食物比肉类更油，比如核桃、瓜子、腰果、夏威夷果等。如果只控制烹调用油，不关注食物自身的脂肪，控制血脂的效果是有限的。人体脂肪过剩并不仅仅是摄入脂肪导致的，蛋白质、碳水化合物摄入过多，吃的总热量过剩，都会转换成脂肪。所以，高脂血症患者要在控制总热量的前提下，做到膳食营养结构的均衡合理。畜肉、禽肉、鱼肉的脂肪是有差异的。畜类的脂肪酸饱和程度高，对高血脂患者的病情稳定和康复确实不利。禽类油脂比畜类油脂好一些，而鱼类油脂属于非常好的长链脂肪酸，尤其是深海鱼类的脂肪则更佳，它可以非常好地补充营养和预防冠心病。所以，不应该全部拒绝，而是有选择的摄入。

（徐涛）

参考文献

［1］ 马麟麟，石炳毅. 中国实体器官移植受者血脂管理规范（2019 版）［J］. 器官移植，2019，10（2）：101－111.

［2］ 诸骏仁，高润霖，赵水平，等. 中国成人血脂异常防治指南（2016 年修订版）［J］. 中国循环杂志，2016，31（10）：937－953.

第十一节　高尿酸血症

｜ 医护科普 ｜

1. 什么是高尿酸血症？

高尿酸血症是指血液中尿酸含量异常增加而导致的嘌呤代谢紊乱性疾病。高尿酸血症已成为高血压、高血糖、高血脂之后的"第四高"，且与继发心脏病、脑卒中、心脑血管等疾病密切相关。普通人群中高尿酸血症的发生率为 10%～15%，肾移植受者中的发生率较普通人群明显升高，占受者的40% ~60%。

诊断标准为正常的嘌呤饮食状态下，非同日两次测空腹血尿酸水平，男性血尿酸超过420 μmol/L，女性高于360 μmol/L，高尿酸血症分类见表3 –23。

表3 –23　高尿酸血症分类

分类	发病
原发性高尿酸血症	先天性嘌呤代谢紊乱，常与肥胖、高血压和冠心病等发生有关
继发性高尿酸血症	由某些系统性疾病（如急性肾损伤、肾衰竭或药物）引起有关
无症状性高尿酸血症	无临床症状，仅表现为血清尿酸升高

2. 肾移植术后发生高尿酸的原因有哪些?

尿酸生成过多或排泄减少均可导致高尿酸血症。

尿酸生成过多包括剧烈运动，过度饮酒，进食过多高嘌呤食物，服用硫唑嘌呤、咪唑立宾等药物，此类药物治疗过程中会降解出比较多的嘌呤类物质，而尿酸是嘌呤类代谢产物的终产物，从而导致尿酸的增高。引起肾移植后尿酸排泄下降的主要因素包括肾功能不全、高血压及药物等。肾移植通常为单侧供肾，受者只有1个肾脏发挥功能，部分受者移植肾功能未恢复到正常水平，肾小球滤过率（GFR）和内生肌酐清除率低于正常或在较低水平，可能会导致尿酸排泄下降。另外，肾移植患者长期服用利尿药、环孢素、他克莫司等具有一定肾毒性的药物，也可导致尿酸排出减少。

3. 高尿酸血症的临床表现有哪些?

无症状性高尿酸血症患者仅有血尿酸波动性或持续升高，无特殊临床表现。

若发展为痛风，大多数肾移植受者痛风的临床表现与非移植患者相似。一般具有强烈炎性反应的典型痛风发作，通常表现为剧烈疼痛、发红、皮温升高及肿胀等，常见于夜间和清晨发作，最常受累的为蹢趾底部或膝关节，还可出现反复发作的痛风性关节炎、间质性肾炎和痛风石；严重者出现关节畸形及尿酸性尿路结石。

4. 高尿酸血症的治疗方式有哪些？

（1）一般治疗（表3-24）：改善生活方式，如调整饮食、戒烟限酒、坚持运动和控制体重。

表3-24　高尿酸血症一般治疗方式

饮食	进食低嘌呤食物：如玉米、黄瓜、新鲜水果
	减少高嘌呤食物：肉汤、动物内脏、肉馅、豆制品、海鲜、戒饮各种酒类
	不饮浓茶、咖啡
	避免暴饮暴食
	多饮水（每日饮水量约等于尿量，约2 000 mL），可选择苏打水
运动	拒绝剧烈运动，运动强度控制在心率=（170－年龄）次/分
	适宜有氧运动（游泳、打太极拳），时间30~60分/d，餐后1小时进行
生活方式	调整工作状态、避免劳累，保证6~8小时良好的睡眠状态，避免寒热刺激

（2）药物治疗（表3-25）

表3-25　高尿酸血症药物治疗

药物分类	常见药物	使用注意事项
增加尿酸排泄	苯溴马隆、丙磺舒、磺吡酮	小便允许情况下多饮水，预防泌尿系结石的发生；主要不良反应为胀气与胃肠道不适
抑制尿酸合成	非布司他、别嘌呤醇	遵医嘱从小剂量开始用药，一旦出现皮疹立即停药
辅助降低尿酸	氯沙坦、阿托伐他汀	对合并有高血压、高脂血症的高尿酸患者的辅助降尿酸有较好作用

5. 为什么肥胖的人更容易尿酸高？

（1）尿酸进食多：不少肥胖者喜欢高糖分、高盐和高蛋白质食物，无形中增加嘌呤的摄入量，使得尿酸生成量增多。

（2）活动量少：大多数肥胖者每天活动量少，使得过剩热量转化成脂肪存在皮下、内脏器官以及在腹部堆积。劳累或饥饿时会通过分解脂肪的方式产生热量，脂肪分解可产生酮体，酮体影响尿酸排泄，从而导致高尿酸血症。

（3）激素紊乱：大多数肥胖者伴有胰岛素抵抗，胰岛素能调节尿酸水平，但胰岛素抵抗却会促进尿酸生成；部分肥胖者的性激素和糖皮质激素等内分泌紊乱，是诱发高尿酸血症的主要因素。

6. 如何检查尿酸是否异常？

（1）血液检查：男性血尿酸正常值为 149 ~ 420 μmol/L，而女性血尿酸正常值为 89 ~ 360 μmol/L，如果超出这个指标，就应当被判定为尿酸高。

（2）尿液检查：这是判定患者是否为尿酸高的基础性检查方法，当患者出现尿频、尿急、夜尿多等症状时，就可以做此类检查，通过对患者尿液中蛋白、红细胞以及尿酸盐结晶等物质的检验，为确诊疾病提供依据。

（3）肾穿刺活检术：当人体尿酸升高引发肾脏疾病时，其尿酸结晶与尿酸盐结晶就会沉积在肾间质和肾小管内，可通过肾穿刺活检术，在镜检下查此两种结晶物质，为该类疾病的治疗提供治疗依据。

| 误区提醒 |

1. 尿酸高，多吃蔬菜不吃肉就能降下来？

不一定。

人体中尿酸来源于富含嘌呤食物仅占 20%。换言之，"吃"进来的尿酸只占了一小部分，"吃"得过多是人体尿酸升高的主要原因，但尿酸排泄途径障碍的患者，即使只"吃"了很少的肉类食物也会出现高尿酸血症。对于因摄入过多导致高尿酸的患者不建议过多摄入动物内脏、羊肉、猪肉等食物；可食用鸡肉、鸭肉等嘌呤较低的食物。饮食控制最多只能使尿酸下降至 60 μmol/L 左右，对于血尿酸长期处于高水平的患者仅靠饮食控制来降尿酸是不够的，还需要考虑其他治疗方法。

2. 只要没有症状，尿酸高可以不用重视？

不是！

尿酸增高必须引起足够的重视。如果尿酸水平持续上升、持续时间越长，关节处形成痛风石的概率就越高、出现症状的风险就越大。如果不及时有效地控制尿酸水平，痛风就可能会反复发作，严重者影响移植肾功能。

3. 尿酸高会导致关节疼痛，不适合运动？

不是！ 不同时期应选择不同的运动方式。

急性发作期患者表现出关节剧烈疼痛，活动受限，应保持卧床休息，以防运动进一步加重疼痛感或诱发其他不适症状。

无症状痛风或高尿酸患者可以适当运动，建议选择慢跑、游泳、瑜伽、骑车等中、低强度的有氧运动，每次运动时间保持在 30 分钟至 1 小时，运动时注意防寒保暖，避免关节部位受凉；避免高强度、剧烈运动生成大量乳酸，妨碍尿酸排泄。同时在运动时还要注意及时补充水分，避免大量出汗，导致血液浓缩，致尿酸生成增加。

（张坤）

参考文献

[1] 李韵，林俊. 器官移植术后高尿酸血症的研究进展 [J]. 实用器官移植电子杂志，2019，7（3）：221 - 225.

[2] 胡艳芳，石雨鑫，吕平，等. 老年人群生活方式评分与血脂异常和高尿酸血症的关联研究 [J]. 中国社会医学杂志，2021，38（1）：56-60.
[3] 石炳毅，贾晓伟，李宁，等. 中国肾移植术后高尿酸血症诊疗技术规范（2019版）[J]. 实用器官移植电子杂志，2019，7（3）：165-169，163-164.
[4] 吴宏. 非布司他、苯溴马隆以及别嘌醇治疗高尿酸血症的安全性和有效性对比分析 [J]. 中国现代药物应用，2021，15（10）：21-23.
[5] 张建平. 多学科健康教育团队对高尿酸血症患者疾病防治知识及生活方式干预果评价——评《高尿酸血症》[J]. 中国医学装备，2021，18（2）：182-183.

第十二节 贫 血

｜ 医护科普 ｜

1. 什么是贫血？

肾移植后贫血是肾移植术后的常见并发症，依据发生的时间分为移植后早期贫血（<6个月）和移植后晚期贫血（>6个月），根据血红蛋白浓度可分为极重度贫血、重度贫血、中度贫血、轻度贫血（表3-26）。

表3-26 血红蛋白浓度的分类

贫血程度分类	血红蛋白浓度/$g \cdot L^{-1}$	表现
极重度贫血	<30	并发贫血性心脏病
重度贫血	30~60	静息状态下仍感心悸、气促
中度贫血	60~90	活动后感心悸、气促
轻度贫血	90~120	症状轻微

2. 肾移植术后为什么会发生贫血？

肾移植术后发生贫血的原因见表3-27。

表3-27 术后发生贫血的原因

早期贫血病因	晚期贫血原因
促红细胞生成素（EPO）缺乏、外科并发症（如手术出血）、病毒感染、肾功能延迟恢复、术前缺铁	移植后药物（主要为免疫抑制剂）使用、移植肾失功、急慢性排斥反应、溶血、病毒感染、营养素缺乏、原发肾脏疾病复发及慢性炎症状态

3. 肾移植术后贫血有哪些临床表现？

肾移植术后贫血的表现见表3-28。

表3-28 肾移植术后贫血的表现

分类	具体表现
一般表现	疲乏、困倦、软弱无力、皮肤黏膜苍白
神经系统表现	头晕、头痛、耳鸣、眼花、失眠、多梦、记忆力下降及注意力不集中，严重者出现昏厥 老年患者则有神志模糊及精神异常表现
呼吸系统表现	呼吸加快，不同程度的呼吸困难
心血管系统表现	心悸、气促、心绞痛、心律失常，引起心脏结构改变、心肌缺血，甚至全心衰竭
消化系统表现	食欲缺乏、恶心、胃肠胀气、腹泻、便秘、舌炎和口腔黏膜炎等
泌尿生殖系统表现	夜尿增多、移植肾功能减退；女性受者出现月经失调，男性受者出现性功能减退

4. 长期贫血对移植肾功能有什么影响？

（1）长期贫血会导致肾移植受者血液携氧能力下降，移植肾供氧减少，严重时可致肾小管间质纤维化，从而影响移植肾功能，甚至导致移植物丢失。

（2）肾移植术后急性排斥反应或肾小球供血下降时，会导致肾皮质缺血，从而出现肾移植后贫血症状。二者相互加重恶化。

5. 肾移植术后贫血如何治疗？

评估肾移植术后贫血原因及贫血程度，根据结果指导治疗方案。

（1）红细胞生成刺激剂（ESAs）治疗：包括促红细胞生成素（EPO）、达依泊汀－a 等。

（2）红细胞及血成分：铁剂及维生素 B_{12} 和叶酸治疗。

（3）输血治疗：达到输血指征的肾移植受者首选去白细胞红细胞悬液，减少输入性抗原。

（4）特异性治疗：针对免疫抑制剂、病毒感染及与 EPO 相关的病因引起的纯红细胞再生障碍，使用特异性的治疗方法，包括环孢素、大剂量免疫球蛋白、糖皮质激素等免疫相关治疗。

6. 在生活中如何预防贫血？

（1）病情监测：加强自我管理，掌握对贫血、出血、感染症状和药物不良反应等的监测，若有异常，及时就医。

（2）饮食方面：多吃高蛋白、高维生素、易消化的食物，养成良好的饮食习惯，合理规划膳食结构，增加含铁丰富食物的摄入量，同时多吃含维生素 C 的食物，促进食物铁的吸收。

（3）活动方面：根据贫血程度、心肺功能情况进行适度活动，制订休息与活动计划，逐步提高活动耐力水平。

▌ 误区提醒 ▌

1. 缺铁性贫血症状好转就可以停药了？

不是！

不少患者看到贫血症状改善或稳定后，即停止服药，这种错误的做法会造成贫血情况再次出现。正确的治疗应服用铁剂直至贫血症状稳定，再继续服用铁剂至 8 周，以补充体内的储存铁。

2. 贫血应该多吃肉少吃菜？

不是！

蔬菜、水果中含有丰富维生素 C、柠檬酸及苹果酸，这类有机酸可与铁形成络合物，从而增加铁在肠道内的溶解度，促进铁吸收，改善贫血症状。

（李霞）

参考文献

[1] 常征，孙荣凯，杨高第. 肾移植术后促红细胞生成素与肾功能延迟恢复的关系研究 [J]. 国际泌尿系统杂志，2021，41（4）：632-635.

[2] 丁修冬，刘昕，董跃明，等. 多指标评价贫血在肾移植术前后对移植肾功能的影响 [J]. 标记免疫分析与临床，2020，27（9）：1477-1481.

[3] 付嘉钊，张娟，陆瀚澜，等. 移植肾功能延迟恢复对移植后贫血的影响 [J]. 实用器官移植电子杂志，2020，8（5）：370-374.

[4] 季敏莉，高晶，陈旭春，等. 肾移植术后 1 年内贫血对患者远期存活率影响研究 [J]. 临床军医杂志，2018，46（9）：1004-1006.

[5] 张健，陶冶. 肾移植术后贫血的危险因素 [J]. 肾脏病与透析肾移植杂志，2018，27（4）：387-390+347.

[6] 李明霞，叶启发，彭贵主. 肾移植术后一年贫血危险因素分析 [J]. 中华移植杂志，2017，11（01）：15-18.

第十三节 感 冒

▍医护科普▍

1. 感冒就是肺部感染了吗？

不是！

肾移植患者因需要长期服用免疫抑制剂，导致自身免疫力下降，较常人容易感染，包括呼吸道感染、肠道感染及泌尿系统感染。病原体种类不同，用药也不同，切忌自己胡乱吃药。

表3-29　普通感冒、流行性感冒、肺部感染的区别

	普通感冒	流行性感冒	肺部感染
感染部位	轻度的上呼吸道感染，包括鼻腔、咽或喉部急性炎症的总称	上呼吸道和/或下呼吸道受累	终末气道、肺泡腔及肺间质在内的肺实质炎症
致病原	70%~80%由病毒引起，也有可能是细菌性感染，或者支原体、衣原体的感染	甲型或乙型流感病毒	细菌性、病毒性、真菌性肺炎及其他病原体所致的肺炎
临床症状	流鼻涕，鼻塞，咽喉疼痛、咽刺痒、咳嗽、打喷嚏，声音嘶哑，低热等	潜伏1~4d后，突然发热、头痛、肌痛和无力等不适，可伴干咳、咽痛和流鼻涕	发热和咳痰为特征的轻症肺炎，也可为呼吸窘迫和脓毒症为特征的重症肺炎，胸部影像学检查显示肺部浸润
传播方式	手接触、打喷嚏或咳嗽形成的飞沫或气溶胶	打喷嚏或咳嗽形成的飞沫或气溶胶	飞沫或气溶胶传播
自限性	具有自限性	具有自限性，但容易导致肺炎等并发症	自限性低，需要门诊或住院诊治
治疗原则	无特效药物，以对症治疗为主	抗病毒药物，重视并发症的及早诊治及护理	根据痰培养或血培养的结果，选择敏感药物静脉输入

2、感冒可以预防吗?

一定程度上可以!

预防感冒的最好的方式就是保持良好的生活习惯。感冒多由病毒感染引起，传播途径主要是经呼吸道飞沫和密切接触传播，也可因接触病毒污染的物品而感染。

（1）避免接触感染源，这是最有效的方法。日常外出建议佩戴

口罩，做好手卫生，尽量少去人多密集的场所，与感冒患者保持 1 m 以上距离。

（2）增强机体自身抗病能力：建议平时注意锻炼身体，生活有规律，避免劳累等，对于某些引起与普通感冒类似的临床综合征的病毒，进行免疫接种可用于预防。

3. 感冒轻症/早期可以自行先处理吗？

可以。

（1）多饮水，促进毒素的排泄。

（2）注意休息，避免再次受凉、劳累。

（3）普通感冒一周后可自愈，服用感冒药物只是用于缓解感冒症状，减轻不适感，避免服用药物说明书上明确对肾脏有伤害的药物。需要知晓的是，感冒药既不能预防感冒的发生，也不能消灭病毒。

4. 感冒后什么情况下需要就医？

如果感冒伴体温 > 38.5℃，同时伴咳嗽、咳黄色浓痰、胸闷、气紧等不适，建议立即到正规医院发热门诊就诊，以免延误治疗。

▌ 误区提醒 ▌

1. 感冒后应该服用抗生素治疗？

错误！

大多数的感冒属于病毒感染，抗菌药物是用来抵抗细菌的，它对病毒没有任何作用，只会破坏体内的正常菌群，容易导致细菌耐药。

2. 感冒后输液好得快？

错误！

感冒的病原体主要是病毒，多数使用抗病毒药物口服即可，动不动就输液反而增加了发生输液反应、静脉炎的风险。

3. 感冒捂汗能帮助降温?

不推荐!

不可否认，出汗可以通过水分蒸发来降温，但是捂汗本身就限制了散热，可能导致病人体温过高，而且大量出汗还会导致患者脱水。所以，感冒发热的时候，不宜过分捂汗，应保持环境空气流通、新鲜，保证饮水量。

4. 感冒叠加吃药好得快?

错误!

有人在感冒后，会买好多种感冒药来搭配着吃，以为这样效果好。感冒药的成分复杂，目前市场上大多数感冒药都含有解热镇痛药，或者其他重复的成分，如果同时服用多种感冒药会增加药物过量的风险，严重者影响肝肾功能，甚至危及生命。

（程蓉）

第十四节　腹泻与便秘

| 医护科普 |

1. 什么是腹泻?

腹泻是指排便次数较平时增多，大便呈水样便、糊状便，或带有黏液、脓血或未消化的食物，俗称拉肚子。根据腹泻持续时间分为急性腹泻和慢性腹泻两种类型，病程不足 2 个月者为急性腹泻，超过 2 个月可被认为是慢性腹泻。

2. 严重腹泻有什么不良后果？

腹泻可导致患者脱水、营养吸收不良或引发其他感染，同时影响免疫抑制剂吸收代谢异常，导致免疫抑制的药物浓度异常，有增加移植物丢失和死亡风险的可能。

3. 肾移植术后腹泻的原因是什么？

肾移植术后腹泻常见的原因主要有感染性因素和非感染性因素。感染性因素包括真菌、细菌、病毒或寄生虫感染。非感染因素包括药物及物理性因素。肾移植术后受者应用多种药物，如免疫抑制剂和抗生素等药物副作用，可导致胃肠道黏膜损伤、肠道菌群紊乱、胃肠道内环境发生改变。进食生冷、辛辣食物导致肠道物理性刺激，引起排便异常。

4. 腹泻如何处理？

一般术后腹泻的治疗原则是对症治疗，主要的治疗方法有饮食调理、调整免疫抑制剂用量以及抗生素的使用，需在医生的指导下进行。

饮食调理： 饮食上，腹泻早期禁用牛奶、蔗糖等易产气的流质饮食，症状缓解后改为大米粥、藕粉、烂面条、面片等少渣食物，以后逐渐过渡到普通饮食。注意补充维生素，如果汁、蔬菜汁等，禁食生冷辛辣油腻的食物。腹泻严重者遵医嘱暂禁食，必要时静脉输液。此外不洁饮食可致腹泻，移植患者需注意用餐卫生。

用药： 具体的治疗方案首先应根据病史、流行病学、全身症状、腹泻症状（排便次数、性状）、粪便常规检查结果、粪便镜检及培养以明确病原体和疾病性质后选择治疗方案。如果腹泻只是稀便，无特殊异常，且无伴随症状，可服用肠道保护药物（蒙脱石散、益生菌）帮助修复胃肠道黏膜，平衡肠道菌群。不同的腹泻、使用的止泻药物不同，止泻药物不可随意服用。

5. 什么是便秘？

便秘表现为排便次数减少（每周排便 < 3 次）、粪便干硬和（或）排便费力、排出困难、排便不尽感、排便费时以及需手法辅助排便。慢性便秘的病程至少为 6 个月。

6. 便秘后可以怎么处理？

（1）患者宣教：强调每人有各自的排便习惯，只要是规律排便即可，不一定是每日排便。结肠活动在晨醒和餐后时最为活跃，尤其表现在早餐后半小时，可建议患者尝试餐后排便。具体情况因人而异，鼓励患者形成定时排便的习惯。

（2）调整生活方式：增加膳食纤维的摄入，如绿叶菜或粗纤维菜（如芹菜、韭菜）；多饮水（根据小便情况），如推荐早晨起床后空腹喝水，水量 > 200 mL；每天饮水量应 > 2 000 mL，同时注重分开多次饮水；适度运动，提高肠动力。建立良好的排便习惯，排便时集中注意力，减少外界因素的干扰（如上厕所不看手机）。

（3）药物治疗：根据医嘱进行药物治疗，比如麻仁丸、乳果糖、益生菌、开塞露。

| 误区提醒 |

1. 腹泻可以自己购买抗生素治疗？

不可以！

腹泻分为感染性腹泻和非感染性腹泻，非对症的抗生素可能会破坏消化道菌群平衡，加重腹泻。应该明确腹泻原因，对症处理。

2. 腹泻可自行停免疫抑制剂？

不可以！ 自行停药，可引起肌酐升高，从而引起排斥反应，严重者可能会导致移植肾失去功能。

需在肾移植专科医生查看情况后，了解是否是由免疫抑制剂引起的腹泻，由肾移植专科医生进行免疫移植剂的方案调整。

（李晓琴）

参考文献

[1] 陈虹、范铁艳、邱爽. 实体器官移植术后腹泻的深度解析. 实用器官移植电子杂志 [J]. 2021.1 (9) 56.

[2] 秦昊，张健，林俊. 肠道菌群与肾移植的研究进展. 器官移植 [J]. 2020.11 (4) 516–520.

[3] 谷波，赵上萍. 肾移植临床护理手册 [J]. 成都：四川科学技术出版社，2021.

[4] 孙雯，郭宏波，解泽林，等. 肾移植患者术后腹泻的相关因素分析 [J]. 北京大学学报. 2020.

[5] 中国慢性便秘诊治指南 (2013，武汉) [J]. 胃肠病学，2013，18 (10)：605–612.

[6] 叶慰乾，杨宏伟. 他克莫司血药浓度与肾移植术后腹泻的相关性研究 [J]. 山西医药杂志. 2021.7 (50) 2174–2176.

[7] 张升彦，张磊，朱良如，等. 基于肠道菌群的慢性便秘治疗进展 [J]. 临床消化病杂志. 2022.4 (34) 149–152.

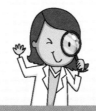

第四章

肾小幺如何在家修炼成肾移植"知识小达人"

肾小幺手术成功后高高兴兴地回家了，这标志着新的人生阶段的开始。如何在家修炼成为肾移植"知识小达人"并与新"肾"一起共同迈向健康幸福的未来？让我们一起来看看吧！

第一节　随访管理

医护科普

1. 什么叫随访？

随访是医学术语，指医务人员定期通过多种途径联系患者，持续追踪观察他们的病情及康复情况，进行专业化的健康指导。我们通常说的门诊复查，也是随访的一部分。

2. 肾移植术后为什么要终身随访？

肾移植受者是一个特殊的治疗群体，移植肾对于受者的免疫系统而言是一个异物，在受者身体里免疫系统会与移植肾进行博弈，受者须要终身服用免疫抑制剂让他们和平共处、相安无事。有时，这种平衡可能在不经意间会被打破，身体就会出现异常情况，可能发生感染、排斥、心血管疾病、代谢性疾病等。因此，患者移植出院后并不意味着治疗的终止，相反患者终身都需要进行专业的监测和指导，才能确保人/肾长期存活。

随访具有以下重要作用：

（1）持续监测患者的移植肾功能状况，维持良好的移植肾功能。

（2）观察免疫抑制剂的疗效及不良反应，进行个体化调整用药。

（3）及时诊断及治疗移植后并发症，维持身体健康状况。

（4）进行健康指导，普及健康知识，使其具有健康的行为意识，提升患者健康素养和依从性。

（5）进行心理疏导，缓解紧张焦虑等异常情绪，促进心理健康。

（6）提高患者移植术后整体生活质量，延长人/肾长期存活时间。

3. 肾移植术后随访方式有哪些？

肾移植术后的随访方式见表4-1。

表4-1　肾移植术后的随访方式

方式	类型
门诊随访	线上门诊、线下门诊
电话随访	电话、短信
网络平台随访	QQ群、微信群、公众号等
健康讲座	线上、线下的健康宣教
签约式随访管理	提供全病程健康照护，一对一随访管理

4. 肾移植术后该如何随访？

肾移植术后随访的原则是先密后疏，终身随访（表4-2）。

表4-2　门诊随访频次表

移植时间	随访频次	异常情况
1个月内	1~2次/周	对移植肾功能不稳定或者有并发症的患者，酌情增加随访频次
1~3个月	1次/1~2周	
4~6个月	1次/2~4周	
7~12个月	1次/月	
1~2年	1次/月或2次/季度	
3~5年	1次/1~2个月	
5年以上	1次/季度	

5. 随访的内容有哪些？

随访可能包括表4-3中的内容，医生、护士会根据患者情况、随访时间及随访方式选择性随访。

表4-3 随访的内容

一般情况	◎ 患者病情变化情况 ◎ 体温、脉搏、呼吸、血压、尿量及体重等监测指标 ◎ 免疫抑制剂、降压药等药物使用情况
化验检查	◎ 常规检查项目包括：血常规、尿常规、血生化、免疫抑制剂药物的浓度监测等 ◎ 根据病情可增加肿瘤标志物、病毒、结核、群体反应性抗体等检查
体检	◎ 移植肾的大小、质地及有无压痛 ◎ 听诊心、肺有无异常 ◎ 检查有无水肿、皮肤有无异常
影像学检查	◎ 胸腹部 CT ◎ 移植肾彩超
特殊检查	◎ 女性需行乳腺和妇科方面检查 ◎ 男性行前列腺方面检查 ◎ 必要时行胃肠镜、纤维支气管镜、移植肾穿等检查

误区提醒

1. 术后肾功能稳定后，就不用随访了？

不是。

肾移植术后需终身随访，即使肾功能稳定，也要按时随访。因为移植后需要终身监测身体状况和移植肾功能的情况，及时发现、及时诊断和治疗并发症，可避免延误病情。

2. 移植后身体有异常才去随访，没有异常就不用去随访？

不是！

移植后不管身体有无异常，都应该按时去检查和随访。就像你的爱车一样，不管有无问题都需要按时保养和年检，以维持良好的功能。

（谭其玲）

第二节　肾移植居家自我监测

| 医护科普 |

1. 居家期间要自我监测哪些内容呢？正确的方法是什么？

居家期间自我监测的内容方法见表4－4。

表4－4　居家期间自我监测的内容方法

监测内容	正常范围	监测方法
尿量	每天一般在2 000～3 000 mL。饮水量增加，尿量会增加；出汗量增多，尿量会减少	准备有刻度的量杯或者小便器，每次小便后记录尿量，统计24小时尿量
体重	了解体重的正常范围与身高相关。体重指数（BMI）＝体重（kg）／身高（m²），成人正常BMI为18.5～24 kg/m²	晨起排空大、小便，空腹状态，穿着同样的衣服，采用同一体重秤进行称重并记录
体温	腋温正常范围：36.1～37.2℃	体温计度数使用前起始刻度应在35℃以下，测量时间为3～5分；建议每周或自觉身体不适时，监测体温
血压	正常范围应在130/80 mmHg以下；老年受者，目标血压可放宽至140/90 mmHg左右，对于年轻或肾功能好的受者，目标血压应控制在120/70 mmHg以下	监测血压的四定原则：固定同一个血压计（应根据使用说明书定期质量监控）固定时间：如早上起床时固定部位：如每次测右上肢固定体位：如坐着活动后应休息半小时后测量，测量时血压计应与心脏位置保持同一高度（与胸口齐平）
大便	正常大便是成形的且排便规律，形似香蕉状，颜色呈黄色或深黄色	每日便后留意大便的形态及颜色是否正常，有无腹泻、便血等现象

续表

监测内容	正常范围	监测方法
皮肤	皮肤正常，无皮疹、疱疹、肿块、红斑、水疱等	外出注意防晒，不宜将皮肤长期暴露在阳光下，预防皮肤癌
移植肾区	正常情况下，移植肾区皮肤除手术瘢痕外，轻按压应该是柔软、无疼痛	日常注意防护移植肾区，避免撞击和外伤。可定期触摸自查，具体方法为：平卧位，放松腹肌，五指合并用指腹轻轻按压，感受移植肾有无触痛、胀痛及质地变硬等

2. 居家监测的指标该如何记录？

建议采用纸质/电子记录做好监测日记，每次检查及特殊情况应记录下来，便于回查和保存，同时有利于门诊医生更快地了解病情变化趋势（表4-5）。

表4-5 肾移植病人复查登记表

姓名：　　性别：　　年龄：　　手术时间：　　有无抗体：　　诱导：　　供肾来源：　　供肾性别：　　供肾年龄：

时间	尿常规		血常规				肾功				肝功							药物浓度					药物使用情况							备注
年月日	蛋白	白细胞 红细胞	红细胞	血红蛋白	红细胞计数	血小板计数	白细胞计数	肌酐	尿素	尿酸	血清胱抑素C	血糖	总胆红素	直接胆红素	总蛋白	白蛋白	丙氨酸氨基转移酶	门冬氨酸氨基转移酶	他克莫司	环孢素	骁悉/赛可平/米芙	雷帕霉素	骁悉/赛可平/米芙	他克莫司	醋酸泼尼松	五酯胶囊				

3. 居家时该如何控制体重呢？

首先，应每天空腹测量体重，动态了解体重动态变化。同时，应该从饮食和运动入手，选择健康的饮食，注重食物的多样性，粗细搭配，少糖少油少盐，三餐分配合理，防止过量；除了饮食结构的调整，还可以参加必要的家务劳动和每天坚持锻炼，如散步、慢跑、游泳、骑自行车等，注意循序渐进，防止运动过度。肥胖者自行控制体重困难者可至营养门诊或肥胖门诊咨询。

误区提醒

1. 可以自行购买减肥药来控制体重吗？

绝对不能！

目前市面上的减肥药种类繁多，机制复杂，与免疫抑制剂之间的相互作用不明确，可能会导致免疫抑制不足或过强，造成严重的并发症。需要控制体重的患者，应该在专科医生的指导下，遵医嘱从饮食、运动及药物上控制体重，同时做好移植肾功能及药物浓度的监测。

（董玲）

第三节　预防感染

医护科普

1. 手卫生的正确方法是什么？

采用流动水及肥皂或有抑菌效果类的洗手液即可，无流动水条件下可使用免洗洗手液。洗手流程见图 4 - 1。

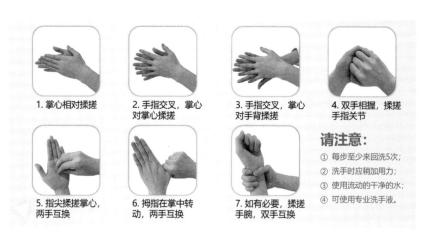

图 4 - 1　七步洗手法

2. 口罩的正确佩戴方式是什么？

口罩的正确佩戴方式见图 4 - 2。

选择与面部大小合适的口罩，分清内外面（一般情况医用口罩深色为外面，浅色为内面）、上下端（一般有钢丝为上端）。戴好以后用双手按压鼻部的钢丝条，使口罩与我们的面部贴合，戴好后轻轻用手捂住口罩，快速呼气、吸气，检查气体有无从边缘、鼻翼漏出，如有气体漏出，要调整口罩的松紧以及检查钢条是否压好。

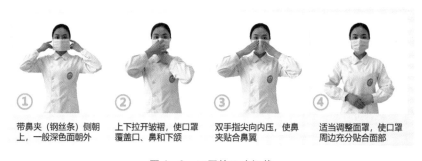

图 4 - 2　口罩的正确佩戴

3. 肾移植术后在居住环境上需要注意哪些方面？

原则：居住环境干净，定期消毒，避免长期生活在扬尘、潮湿及霉菌生长的地方。湿度可控制在 40% ~50%，温度为 18 ~24℃。

具体措施：采用湿式打扫，避免灰尘飞扬，每日开窗通风 30 分钟以上，卫生间、浴室定期通风消毒，对于门把手、手机、开关等高频接触物品表面可定期使用含氯消毒剂擦拭消毒，及时处理生活垃圾，不与家庭成员共用生活用品，同居人有感冒等传染性疾病时应戴好口罩，做好自我防护，如接触到呼吸道分泌物应立即洗手或消毒。不要翻阅尘封很久的旧书旧报，不要参与整理尘封很久的旧衣旧物，不可避免时，佩戴好口罩，因这类物品容易滋生霉菌等细菌，易导致呼吸道感染。

4. 个人卫生需要注意什么？

（1）做好口腔、鼻腔清洁：进食后及时漱口、刷牙，勿用手挖鼻腔，可用清洁棉签湿润后轻拭。

（2）皮肤清洁：沐浴是最适合肾移植受者皮肤清洁的方式，避免饭后、酒后立即洗澡。建议浴室的温度调节到 22 ~ 26℃，水温 37 ~ 42℃，沐浴时间 10 ~ 15 分钟即可。淋浴时注意会阴清洁，不建议使用各种会阴清洗剂。洗澡产品可使用保湿抑菌沐浴露，不推荐使用各种香皂类，因为大部分香皂使用后皮肤容易干燥，并且香皂使用以后存放不佳容易污染。

（3）衣物：选用防滑、透气的鞋子，勤换、勤洗鞋袜。选择透气性好、不致敏的衣物。避免穿塑身衣，由于移植肾的位置比较浅表，长时间穿塑身衣或者紧身衣容易压迫肾脏，影响移植肾的血供。注意单独清洗内衣物，可用除菌洗衣液揉搓，有条件可暴晒。

5. 饲养动物需要注意什么？

动物身上有许多细菌、病毒、寄生虫。原则上肾移植术后不建议饲养动物。

（1）如果实在喜欢小动物可以选择水生动物，比如金鱼、乌龟等，并避免直接用手接触。

（2）减少所有的哺乳类动物与两栖类动物的接触，定期接种宠物相关防疫杀虫等疫苗，建议圈养，动物生活的环境要定期消毒。人与动物的生活区要严格分离。如无法避免接触时请戴好手套、口罩。

（3）接触动物后要及时洗手、消毒、更换衣物。家人接触动物后也应洗手消毒，避免间接感染。

6. 种植花草树木需要注意什么？

土壤中含有大量的真菌、寄生虫，种植花草易使真菌孢子在空气中传播，进而感染皮肤、呼吸道等。肾移植术后 1 年内，应避免从事园艺劳作等工作。

如若室内种植花草应选择无毒、花粉含量低或无花植物，避免引起过敏、中毒。尽量将花草植物放在通风处，注意避免滋生蚊虫从而引起感染。室外种植花草植物，应选择通风、光照充足的地方，避免阴暗、潮湿处。种植过程中需要戴口罩、手套，不要用手直接接触土壤，预防真菌感染。如果不小心引起手、衣物污染要及时洗手、更换衣物，并做好消毒。

▌ 误区提醒 ▌

1. 免洗洗手液可以代替流动水洗手吗？

不可以！

免洗手消毒液的重点功效是消毒而不是清洗，它并不能有效地去除附于皮肤细小缝隙的污垢，当手上污渍很多，仅仅使用免洗洗手液是不够的。流动水配合普通洗手液或肥皂是去除手上污渍和病原微生物的首选方式，在外出情况紧急或流动水不足的情况下，免洗洗手液可作为备用洗手方式。

（符怡雅）

参考文献

[1] 储爱琴，张海玲，陈娟，等. 肾移植术后居家患者症状群及影响因素［J］. 护理学杂志，2020，35（17）：19-23.

[2] 何俊美，魏秋华，任哲，等. 在新型冠状病毒肺炎防控中口罩的选择与使用［J］. 中国消毒学杂志，2020，37（2）：137-141.

[3] 师建华，刘学民，王博，等. 肝移植受者新型冠状病毒感染的防护［J］. 临床医学研究与实践，2020，S1：30-32+35.

[4] 倪晓洁，陈必成. 肾移植术后 BK 病毒感染的诊治进展［J］. 现代实用医学，2018，12：1557-1560.

第四节　动静脉内瘘的管理

｜ 医护科普 ｜

1. 肾移植术后需要闭合动静脉内瘘吗？

需要根据患者的个体化情况综合判断。

（1）建议考虑闭瘘的情况：肾移植术后肾功能恢复良好，即肌酐、尿酸等指标维持在健康水平，但内瘘存在异常或潜在并发症（表4-6）。

表4-6　常见的内瘘异常情况

➢ 患肢桡动脉及头静脉迂曲、扩张、震颤明显，专科医生评估增加心脏负担风险较高

➢ 患者术前无心力衰竭，术后心功能减退出现循环障碍，产生一系列临床症状及体征者

➢ 压迫内瘘部位心率明显下降，血压上升，脉压差变小者

➢ 彩色多普勒超声检查内瘘口 >5 mm，心腔扩大伴瓣膜关闭不全及血液反流者

➢ 肱动脉造影明确的多发性动静脉瘘

（2）不建议闭瘘的情况

①恢复情况好，且内瘘无异常、心功能正常。

②肾移植术后肾功能恢复不良，尿量较少，仍然需要间断透析来度过术后的恢复期，则建议继续保持动静脉瘘。

2. 肾移植术后该如何闭瘘?

通常动静脉内瘘的闭瘘有手术和自行闭瘘两种方式。

（1）手术闭瘘，一般是通过局部麻醉，对动静脉内瘘进行动静脉分离及修补。

（2）自行闭瘘，顾名思义就是等待动静脉内瘘自行闭合。内瘘的闭合一般受到血压过低和血流速度缓慢因素的影响。肾移植术后患者因为肾功能恢复正常后体内水分减少、血压明显降低至正常甚至低于正常；移植肾红细胞生成素（EPO）分泌增多，多数患者的贫血可迅速纠正、部分患者出现高血红蛋白血症、血液黏滞度明显增加，导致部分患者动静脉内瘘自行闭合。

3. 闭瘘手术后需要注意什么?

（1）注意保持内瘘手术处的清洁和干燥，避免感染，定期给伤口换药。

（2）注意观察伤口处有无出血、渗血和血肿等情况，同时注意手术侧肢体避免用力及受压。如果出现渗血，则需要及时止血，必要时使用止血药物。

4. 未使用的动静脉内瘘会发生血栓吗?

有可能。

低血压、高凝状态、血管硬化、静脉纤细等因素均可导致动静脉内瘘发生血栓。如患者内瘘处局部突然感觉疼痛，瘘口可触及血栓硬物，瘘管杂音消失，动静脉吻合口血管震颤减弱，应立即前往医院就医。请勿按摩及揉搓内瘘部位，避免栓子脱落，引起严重并发症。

5. 未闭合的动静脉内瘘该如何护理？

（1）注意保暖，避免内瘘手臂受凉。

（2）睡觉时不能压迫内瘘手臂，以免形成血栓。

（3）防止磕碰内瘘侧肢体。

（4）禁止在内瘘侧肢体输液、抽血、测血压。

（5）避免内瘘手臂戴手表、手镯等首饰。

（6）避免内瘘侧手臂提重物。

（7）穿宽松的衣服，避免穿袖口紧的衣服。

（8）清淡饮食，尽可能避免腹泻、发热、大量出汗、低血糖、低血压等情况。如发生以上情况，请及时就医，以免内瘘闭塞。

误区提醒

1. 闭瘘后的手臂能测血压和抽血吗？

可以！

动静脉内瘘闭合之后就不再具备动静脉内瘘的功能，这个时候可进行血压的监测。

（李霞）

参考文献

[1] 李进，冯丽娟，黄丽红. 自体动静脉内瘘并发症研究进展 [J]. 当代护士（中旬刊），2021，28（9）：8-11.

[2] 何平. 自体动静脉内瘘闭塞护理分析 [J]. 中国冶金工业医学杂志，2021，38（3）：334-335.

[3] 曹林升，罗义麒，薛学义，等. 动静脉内瘘关闭修复术在肾移植中的应用 [J]. 临床泌尿外科杂志，2000，15（10）：449-450.

第五节 管道的居家管理

| 医护科普 |

1. 肾移植术后可能会带哪些管道回家?

(1) 透析管道:cuff 管、腹膜透析管。

(2) 支架管:输尿管支架管。

(3) 引流管道:尿管、肾造瘘管、移植肾造瘘管、膀胱造瘘管等。

2. 透析管道居家管理需要注意些什么?

(1) 需固定稳妥:穿脱衣服时应注意保护管道,防止牵拉管道,预防导管脱出。

(2) 需预防导管相关感染:保持管道敷料清洁干燥、无卷边、脱落,日常生活中如果出现敷料浸湿、卷边、脱落应尽快更换。带管过程中建议采用沐浴,不建议泡浴,洗澡前先应将导管皮肤出口处及导管用无菌防水敷料封闭,沐浴后及时更换敷料。

(3) 定期维护血液透析管道:定期到专业医疗机构对血液透析管道进行维护,防止管道相关感染、管道堵塞、管道内血栓形成等。透析管道建议每周维护2~3次。

(4) 定期自检外置管道情况:每日查看导管处有无分泌物、漏液、红肿、瘙痒、疼痛等不适。如有异常,尽早就医。

(5) 意外脱管处理:若出现导管全部滑出,立即使用无菌敷料或纱布压迫局部止血，并立即到医院就诊。若出现导管部分滑出，应用胶布及时固定，禁止自行插回管道，并立即就医。

3. 透析管道什么时候可以拔除？

通常需要等待移植肾功能恢复以后。

因为部分患者肾移植术后短期内可能出现排斥反应，一般急性排斥反应在术后1周至2个月最常见，这时通常需要通过透析治疗以等待移植肾功能的恢复，透析管道对于这个阶段的患者来说是非常重要的。因此，在移植肾功能稳定之前一般不会拔除透析管。

如果出现以下情况，则需拔除透析管道。①出现导管相关性血流感染。②临时透析管道（颈/股静脉置管）留置时间过长。③移植肾功能稳定后，经专科医生评估后建议拔除。

4. 引流管、造瘘管需要注意什么？

（1）做好管道的固定，活动时防止管道牵拉和滑脱；避免管道扭曲、打折，保持引流通畅。

（2）保持造瘘管敷料清洁干燥、无卷边、脱落，若出现敷料浸湿、卷边、脱落应尽快更换。带管过程中建议采用沐浴，不建议泡浴，洗澡前先应将导管皮肤出口处及导管用无菌防水敷料封闭，沐浴后及时更换敷料。

（3）坐卧或站立时引流袋应低于引流管出口，及时倾倒引流袋中的引流液，预防反流。

（4）留置造瘘管期间衣服要柔软舒适，避免穿紧身衣裤，以免压迫、摩擦造瘘口，影响血液循环；避免提重物、突然下蹲或弯腰，预防出血。可根据自身情况，适当运动，如散步、做一些简单的家务等。

（5）安置尿管者，在疾病允许的情况下建议多饮水，日饮水量应达2 000 mL以上，可以有效预防泌尿系结石和泌尿系感染的发生，补充饮水的同时，注意维持电解质平衡。每日温水清洗尿道口 1~2次，保持尿道口清洁。

（6）定期更换导管及引流袋，各类管道更换时间如表 4－7。

表 4－7　各类管道更换时间建议表

管道类型	建议更换频率
尿管	硅胶：4 周，乳胶：2 周
造瘘管	每 2~3 周更换一次
引流袋	每 3~7 d 更换一次

5. 什么是输尿管支架管？为什么要安置输尿管支架管？

输尿管支架管又称双 J 管或猪尾巴管，它是一种高分子材料制成的长约 14 cm 的中空管。

肾移植术后易发生输尿管狭窄、尿漏等泌尿系统并发症，严重影响移植肾功能，甚至导致移植肾丢失。因此，医生在手术中会将它安置在您的移植肾输尿管内（图 4－3、图 4－4），起到支撑移植肾输尿管，使肾移植术后尿液能从肾脏顺利经输尿管流入膀胱，减轻输尿管内压力，促进输尿管愈合，同时可预防输尿管狭窄，降低早期泌尿系统并发症发生风险。

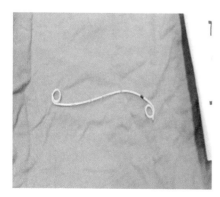
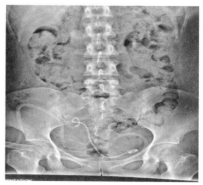

图 4－3　输尿管支架管外观图　　图 4－4　输尿管支架管体内 X 线图

6. 输尿管支架管需要注意什么？

（1）预防及减轻血尿：带管期间应当避免剧烈活动，以免支架管摩擦输尿管上皮，引起输尿管及膀胱黏膜充血、水肿，从而产生血尿。

（2）预防尿路感染：输尿管支架管是肾脏与膀胱的桥梁，在促进尿液从肾脏顺利流入膀胱的同时也能使尿液经输尿管自由往返，打破了输尿管原有的抗返流作用，若膀胱内尿液过多且未及时排出，则会引起膀胱输尿管反流增加尿路感染的风险。同时，留置支架管会减少输尿管的蠕动，以及细菌在输尿管支架管的定植都会增加尿路感染的风险。因此在留置支架管期间，在病情允许的情况下应多饮水，减少细菌定植，勤排尿，勿憋尿。

（3）遗忘拔除输尿管支架管：输尿管支架管是留置在体内的管道，肉眼无法看到，若术后恢复良好，且无留置管道相关不适，常容易遗忘自己体内还有管道，因此出院时可应用智能设备设置拔管时间提醒，也可告知家人，让家人帮助提醒。

（4）意外脱管处理：立即就医，医生根据情况评估是否需要重新安置。

5. 输尿管支架管什么时候拔除？拔除时是否需要住院？

过早的拔除支架管会增加输尿管尿瘘、输尿管梗阻等泌尿系统并发症的发生率；输尿管支架管拔除过晚又有引发尿路感染、管周结石形成的风险（图4-5），同时可增加拔管的难度及拔管相关并发症的发生。

输尿管支架管拔除的时机因不同的移植中心而异，我院移植中心一般在术后 1 个月左右拔除。若伴有输尿管狭窄，则需根据情况酌情延迟拔管时间，但最好不超过 3 个月。有研究显示，输尿管支架管留置超过 3 个月会明显增加发生尿路感染、膀胱刺激征、血尿、腰痛、异物感、支架管表面结晶形成、支架管移位的风险。若因病情需要留置超过 3 个月者，需重新更换新的支架管。

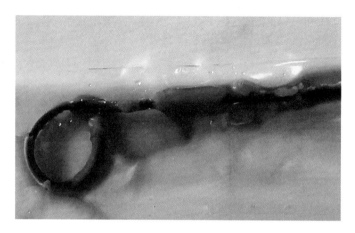

图 4 - 5　输尿管、支架管结晶

拔除输尿管支架管是否需要再次入院也因病情或不同的移植中心而异。通常多数医院在拔除输尿管支架管时无须入院，在门诊膀胱镜室即可完成。一般医生会在出院当天为您开具拔除输尿管支架管的医嘱，完成缴费后到膀胱镜室预约拔管时间，按约定时间拔除即可。

6. 拔除输尿管支架管后需要注意些什么？

（1）术后可正常进食，但应避免进食辛辣、刺激等食物。

（2）拔除支架管后，当天小便可能会呈淡红色，并伴有尿频、尿急、尿痛。小便正常者建议多饮水、勤排尿，每日饮水量 >2 500 mL，一般 1 ~ 3 d 症状会逐渐消失，若出现持续血尿应及时就诊，必要时遵医嘱口服抗生素治疗。

（3）拔除支架管后如果出现排尿困难，甚至无法排出小便，请及时告知医务人员。

| 误区提醒 |

1. 听说拔除输尿管支架管很痛？

不一定，大部分患者疼痛感较轻。

每个患者对于疼痛的感受是不同的。在拔除输尿管支架管时，医生会为您进行常规尿道黏膜表面麻醉，以此来缓解拔管给您带来的不适感。在麻醉显效后再将膀胱镜插入尿道内扩张尿道，在拔除管道后尿道口可能会有轻微烧灼感，通常大多数人是可以忍受这些不适感的。对疼痛敏感的患者也可以选择无痛膀胱镜进行支架管拔除。

（施晓英）

参考文献

[1] 钱叶勇，袁铭. 肾移植实用全书［M］. 北京：人民军医出版社，2012.

[2] 钟崔宇，王於尘，刘如敏，等. 输尿管支架在移植肾中的应用［J］. 器官移植 2023，14（3），461-465.

[3] 王珅，陈志强. 双J管留置时间与相关并发症发生率关系的分析［J］. 微创泌尿外科杂志. 2015，4（6）：359-363.

[4] 王钢，曹迪，林枫，等. 软性膀胱镜在拔除男性输尿管支架管中的应用效果［J］. 中国乡村医药2022，29（3），11-12.

[5] 徐哲丰，俞丽婷，于永涛，等. 间苯三酚用于经尿道膀胱镜下输尿管支架管取出术的临床效果［J］. 武警医学，2021，32（8），650-652+657.

[6] 赵腾飞，高兴华，郭龙飞，等. 留置输尿管支架管的并发症及其防治［J］. 泌尿外科杂志. 2022，14（2），45-50.

[7] 冯雅敏，盖琼艳，杨爱玲，等. 肾造瘘患者引流袋最佳更换时间的探讨［J］. 广东医学. 2017，38（S2），184-185.

[8] 高晓薇，李晓萍，罗玫，等. 宫腔粘连分离术后宫腔球囊引流袋更换时间的随机对照研究［J］. 中华护理杂志. 2017，52（8），901-904.

[9] 宋慧敏，张菊，王世浩. 长期留置导尿患者更换尿管时机的辩证思考与探索［J］. 中华医院感染学杂志. 2018，28（23），3668-3670.

[10] 王蕾，柯霓，谢丹，等. 泌尿系造瘘病人造瘘管更换时间探讨［J］. 护理研究. 2016，30（23），2933-2934.

第六节　运动锻炼

｜ 医护科普 ｜

1. 肾移植居家可以选择哪些锻炼项目？

肾移植受者在实施运动方案时，应根据自己身体条件及耐受情况，选用适宜的运动方式，运动强度及运动时间，循序渐进。

肾移植术后＜1月的患者，建议选择有氧运动，例如行走、慢跑等。术后2~3个月可选择骑自行车、练八段锦、打太极及瑜伽等，适当增加有氧运动的强度，不推荐可能影响伤口愈合或者可能导致移植肾撞击的激烈运动，例如举重、俯卧撑、足球、篮球等。

对于移植术后＞6个月的患者，鼓励进行力所能及的体力活动，具体可以参考健康成年人的活动。世界卫生组织指出，健康成年人每周至少150分钟中等强度有氧体力活动，或每周至少75分钟高强度有氧体力活动，或中等和高强度两种活动强度的组合等。

2. 完整的锻炼运动包括哪些阶段？

一次完整的运动应该包括热身、锻炼和放松三个阶段。按照运动规律的相关理论，这三个阶段是相互联系、相互作用、相互依赖、缺一不可的。只有在很好地完成每一部分的目标任务后，才能完成一次锻炼的目标任务，真正达到强身健体的作用。

热身阶段的关键作用是提早激发心、肺、全身肌肉等的潜力，减少关节及肌肉损伤。锻炼阶段可根据您的耐受力选择有氧运动、能量训练、体育运动、中华传统体育文化等。放松活动是指健身运动活动后开展的各种各样的身体活动，是对肌肉关节进行有机的放松，包含原地踏步、慢走等小抗压强度活动和各种各样的伸展训练。运动结束后，做一些适当的放松活动，有利于缓解疲劳，缓解或防止身体发生一些不适，使身体内脏器官系统功能慢慢从运动状态恢复到恬静状态。

3. 运动锻炼的时间多长合适？

运动的持续时间会直接影响运动的效果。锻炼时间太短，改善机体效果很小；锻炼时间过长，则容易引起疲劳累积，使锻炼兴趣降低。建议居家患者参考表4-8的时间计划运动。

表4-8　一次完整的运动时间规划

活动构成	主要活动内容	活动时间
热身	慢跑，拉伸练习	5~10分钟
锻炼	锻炼项目	30~60分钟
放松	原地踏步、伸展练习	据运动量控制

4. 每周运动锻炼几次合适？

建议大家根据自身体力和运动习惯等综合情况选择合适的运动频率。研究发现，合理的运动频率是3~4次/周。如果训练次数大于4次/周，最大摄氧量会达到平台期，出现运动损伤的机会也会显著增加；但如果训练次数小于3次/周，对心肺健康的改善作用微弱。

此外，术后早期或者体力不佳的患者（例：老人、消瘦者或伴其他合并疾病者）可以选择1~2次/周的锻炼，这样既可以改善心肺功能，也不会因过度运动造成身体不适。

5. 居家运动锻炼的注意事项有哪些？

（1）选择合适的锻炼时间：可以选择在一天当中温度最适宜的时间段，比如夏日的清晨、黄昏和冬日午后。

（2）不适合锻炼的情况：①感冒期间应避免锻炼；②高血压未控制时、有头晕等症状或合并心脑血管疾病时应避免运动；③天气恶劣时避免在室外锻炼；④饮酒或饱餐后避免锻炼，禁食不宜运动。

（3）中止锻炼的情况：如果锻炼过程中出现呼吸困难、异常疲劳、头晕眼花不适，或者身体不明原因的疼痛等，应及时中止锻炼，保证安全。

误区提醒

1. 做了肾移植手术不能进行运动锻炼？

当然不是！

国内外多项研究表明，运动可以改善肾移植受者的生活质量，同时可有效改善肾移植受者的体重指数、血脂等，降低心血管疾病发生的风险，提高活动耐力，促进身体的康复。同时可以通过刺激大脑释放化学物质，让人感到开心、放松，带来好的心情。

2. 肾移植术后进行运动锻炼可以随心所欲吗？

当然不能！

研究表明，对肾移植受者来说，系统、科学、规范的运动锻炼方案是至关重要的。结构化的运动锻炼计划可有效改善患者的有氧能力，改善肌肉的性能和生活质量。居家运动锻炼要将体力活动前的评估，体力活动的时间、频次、强度、项目、场所及特殊肾移植受者体力活动等6个方面结合起来。但是长时间大强度运动反而会降低人体的免疫功能，不注意科学锻炼很多情况下会适得其反，甚至受到伤害。

（王媛媛）

参考文献

[1] 石珂，张海玲，储爱琴，等. 肾移植受者体力活动的证据总结 [J]. 护理学杂志. 2021 (13)：28-31+78.

[2] 储爱琴，张海玲，陈娟，等. 肾移植术后居家患者症状群及影响因素 [J]. 护理学杂志，2020，35 (17)：19-23.

[3] Hossain M, Woywodt A, Augustine T, et al. Obesity and listing for kidney transplantation: weighing the evidence for a growing problem [J]. Clin Kidney, 2017, 10 (5): 703-708.

[4] 付迎欣. 肾移植术后随访规范（2019版）[J]. 器官移植，2019，10 (6)：667-671.

[5] 张帆，周文琴. 肾移植受者体力活动影响因素及干预的研究进展 [J]. 中华护理杂志，2019，54 (4)：615-618.

[6] 熊晓燕，白寿军，王亚琨，等. 体能锻炼对成人肾移植受者术后生理功能影响的Meta分析 [J]. 中华肾脏病杂志，2018，34 (6)：424-431.

第七节　疫苗接种

┃ 医护科普 ┃

1. 肾移植术后可以接种疫苗吗?

可以选择性接种！

肾移植术后受者因长期服用免疫抑制剂，容易发生各类感染，而患者感染后有很高的并发症发生率和死亡率。疫苗接种可以预防某些感染性疾病，降低传染性疾病的传播。

2. 肾移植术后该如何接种疫苗?

疫苗一般分为灭活疫苗（内含病原体的某些特征性成分）、减毒活疫苗（内含减毒的活的病原体）、亚单位疫苗（据有免疫活性的片段制成的疫苗）、基因工程疫苗（以基因产物—蛋白质或多肽制成）。通常术后患者可接种灭活疫苗、亚单位疫苗和核酸疫苗，禁止接种任何活疫苗或减毒活疫苗。因为移植受者长期使用免疫抑制剂，降低了机体对减毒活疫苗微生物的清除和免疫能力，易造成减毒疫苗株增殖从而引发感染。因此接种疫苗时，一定要与疫苗接种医生明确疫苗类型，明确告知肾移植受者不能接种各类活疫苗。

建议患者在术后 1 个月内不接种任何疫苗，术后 1 个月后可接种流感疫苗，术后 3 ~ 6 个月可接种其他灭活疫苗。如果患者在术后出现排斥反应等，则需根据情况调整接种疫苗的时机，常见的疫苗接种时机如表 4 - 9，常见的禁止接钟的疫苗如表 4 - 10。

表 4 - 9　肾移植术后常见接种疫苗列表

可接种疫苗	接种时机
流感疫苗	术后 1 个月以后
新冠疫苗	术后 3 个月以后
狂犬病疫苗	狂犬病暴露当天、第 3 d、第 7 d、第 14 d、第 28 d，共 5 剂
破伤风疫苗	移植后按需接种

表 4 - 10　常见活疫苗名称列表（禁止接种）

疫苗类别	药品名称	疫苗类型 灭活/减毒/ 亚单位/活菌
百日咳、白喉	吸附百日咳白喉联合疫苗	活菌
风疹	风疹减毒活疫苗（人二倍体细胞）	减毒

续表

疫苗类别	药品名称	疫苗类型灭活/减毒/亚单位/活菌
风疹	风疹减毒活疫苗（兔肾细胞）	减毒
黄热	黄热减毒疫苗	减毒
脊髓灰质炎	脊髓灰质炎减毒活疫苗糖丸（人二倍体细胞）	减毒
脊髓灰质炎	口服脊髓灰质炎减毒活疫苗（人二倍体细胞）	减毒
脊髓灰质炎	口服Ⅰ型和Ⅲ型脊髓灰质炎减毒活疫苗（人二倍体细胞）	减毒
甲型肝炎	甲型肝炎减毒活疫苗	减毒
甲型肝炎	冻干甲型肝炎减毒活疫苗	减毒
轮状病毒	口服轮状病毒活疫苗	活菌
麻疹	麻疹减毒活疫苗	减毒
麻疹、风疹	麻疹风疹联合减毒活疫苗	减毒
麻疹、腮腺炎	麻疹腮腺炎联合减毒活疫苗	减毒
麻疹、腮腺炎、风疹	麻腮风联合减毒活疫苗	减毒
腮腺炎	腮腺炎减毒疫苗	减毒
鼠疫	皮上划痕用鼠疫活疫苗	减毒
水痘	水痘减毒活疫苗	减毒
炭疽	皮上划痕人用炭疽活疫苗	活菌
乙型脑炎	乙型脑炎减毒活疫苗	减毒

3. 接种后有哪些常见的不良反应？

疫苗接种后的常见不良反应包括发热、乏力、肌肉酸痛、皮疹、注射部位红肿或疼痛等。但是疫苗的种类丰富，各种疫苗还可能有其他不同的不良反应，具体可参考疫苗产品的说明书。

| 误区提醒 |

1. 接种疫苗后会影响移植肾功能?

通常不会。

接种疫苗是一项重要的预防措施,目前研究都支持移植术后患者接种疫苗,且现有研究并未发现接种疫苗会导致移植肾发生排斥反应。

2. 疫苗接种后就能立即产生抗体?

不一定。

首先,有些疫苗从接种到产生具有保护性的抗体水平至少需要4周时间,具体可依据血清学检查抗体滴度水平。其次,患者本身的免疫抑制程度与机体的免疫应答情况相关,低免疫水平患者在疫苗接钟后抗体滴度常低于正常人水平。因此,疫苗接种后不是立即就能产生抗体。

3. 疫苗接种后就不会感染?

不是的。

和老年人接种流感疫苗相似,肾移植患者疫苗接种可以降低感染风险或减轻感染后症状,但不能保证一定就不感染。

（杜诗露）

参考文献

[1] 张累,张更. 肾移植100问 [M]. 北京:中国科学技术出版社,2021.
[2] 谷波,赵上萍. 肾移植临床护理手册 [M]. 成都:四川科学技术出版社,2021.
[3] 王玥媛,周杨林,阳柳,等. 实体器官移植受者的新型冠状病毒肺炎疫苗接种 [J]. 药物不良反应杂志,2021,23(7):348－351.

[4] 刘飞，冯春月，傅海东，等. 器官移植受者新型冠状病毒肺炎疫苗接种研究进展 [J]. 中华器官移植杂志，2021，42（12）：765-768.

[5] 林俊. 中国移植受者新型冠状病毒肺炎疫苗接种与预防专家共识 [J]. 中华器官移植杂志，2023，44（1）：1-11.

[6] 刘琪星，李月红. 肾移植受者接种新型冠状病毒疫苗的最新进展 [J]. 器官移植 2023，14（1）：135-141.

第八节　性生活与生育

▎ 医护科普 ▎

1. 肾移植手术后多久才可以进行性生活？

肾功能恢复正常，无其他术后并发症的情况下，建议术后 1 个月以上可进行性生活。

2. 性生活需要注意什么？

◎ 注意外阴及生殖器的清洁，预防泌尿系统感染，预防性病。

◎ 注意在性生活的过程中保护移植肾，不要用力挤压。

◎ 性生活应适度，以次日精神好、无疲劳感及腰背痛等症状为益。

◎ 一定要避免无准备的受孕。

3. 肾移植术后的女性患者应如何避孕？

建议肾移植术后女性首选的避孕方式为安全套避孕。其他避孕方式对于肾移植患者存在以下风险：节育环为体内置入异物，容易导致妇科感染甚至疼痛；避孕药物口服可能会导致女性机体内分泌失调，激素分泌紊乱甚至影响免疫抑制剂的血药浓度；结扎手术会使身体遭受有创的伤害，且在未来有孕育需求时还要再次遭受手术痛苦。

4. 备孕需要做哪些准备？

女性：需妇产科、移植随访门诊以及药剂科等多学科协作共同完成，妊娠的首要前提是移植肾功能的稳定，应首先征求移植医生对于妊娠的意见，最大限度避免因怀孕可能导致的不良后果。

男性：男性在肾移植术后肾功能稳定的情况下且无泌尿系统及传染性疾病情况下，无特殊生育的禁忌。

5. 肾移植术后什么时候是最佳生育时机？

男性：主要考虑精子的质量，推荐肾移植术半年后比较合适，对于肾功及药物调整没有特别要求。

女性：相比男性，女性妊娠需要考虑的因素更多，因此建议女性妊娠应在移植医生或妇产科医生综合评估后开始备孕。2002 年欧洲透析与移植协会发布指南，建议肾移植女性妊娠前应具备以下条件：①移植手术与妊娠间隔时间 > 2 年且总体健康状况良好，肾移植术后 2~5 年最佳。②移植肾功能稳定（肌酐 < 176.8 μmol/L，< 132.6 μmol/L 最佳）。③近期无排斥反应发生。④最多使用一种药物控制血压且血压正常。⑤无蛋白尿（尿蛋白 < 0.5 g/d）。⑥B 超显示移植肾正常，没有肾积水、肾结石的表现。⑦推荐免疫抑制剂剂量：泼尼松 < 15 mg/d，硫唑嘌呤 ≤ 2 mg/（kg·d），MMF（霉酚酸酯）在准备妊娠前停药 6 周以上。

6. 妊娠后进行常规产检时肾移植后孕妇应进行哪些检查和监测呢？

如果孕育的胎儿存在生理缺陷会对其家庭产生极大的影响，故产前筛查尤为重要，肾移植术后女性妊娠后，需定期产检及到器官移植科随访（表4-11）。

表4-11 肾移植后孕妇的产科检查

检查项目	孕期	目的
Torch 实验	孕前及孕期	检查孕妇是否有可导致先天性宫内感染的病原体，避免胎儿宫内感染；同时便于医生根据感染病原体的种类、状态、孕周，结合超声和产前诊断等综合评估及处理
甲状腺功能	孕前	查验孕妇的甲状腺功能；避免因母体异常的甲状腺功能影响胎儿的生长发育及神经系统发育
OGTT	24~26 周	这是诊断糖尿病的确诊试验；在怀孕期间通过检查母亲血糖情况及时调节饮食，以促进胎儿的正常生长及发育
超声 NT（颈项透明层厚度）	约12~13 周	通过超声检测胎儿颈后皮肤下液体在孕早期生理性聚积的情况，这是提示胎儿染色体异常、结构畸形最特异及最敏感的超声指标，NT 厚度与染色体异常呈正相关性
四维彩超检查	22~24 周	目前主要用于妊娠期排畸检查，检查结果可以动态地观察胎儿的活动情况及体表、四肢、内脏的发育情况，能够更好地早期评估和发现胎儿可能存在的发育异常
产检及肾脏科复诊，必要时行 MDT 及各团队共同协作管理	孕 24~28 周；每4周 孕 28~32 周；每2周 孕 32~34 周后；每1周	完善各项相关检查及评估，促进母婴健康

7. 女性肾移植受者临产时应选择哪种生产方式呢？

如果没有剖宫产指征，首先推荐经阴道分娩，因为部分研究也证实，剖宫产术中手术切口的牵拉或许对移植肾不利。

当有以下情况出现时，具有剖宫产指征：有产科指征者；以前的肾功能衰竭（或透析），或长时间服用皮质激素而造成骨盆骨营养不良；头盆不称或移植肾脏受压。

8. 哪种情况下肾移植术后妊娠女性应该终止妊娠？

建议在各项条件皆符合的情况下，尽量延长孕周至足月并自然临产。但为保障肾移植患者母体及移植肾的安全，以下情况应尽快终止妊娠：出现重度妊娠高血压、胎儿宫内窘迫症、胎膜提前破裂、畸胎及死胎等产科因素；出现排异反应危及移植肾；尿蛋白定量检测持续异常；伴随有严重程度的泌尿系统及生殖系统病变。

▌ 误区提醒 ▌

1. 女性肾功能正常就可以妊娠了？

不是。

肾功能情况并不是肾移植术后女性能否妊娠的唯一评估条件，正常女性怀孕都会有潜在的风险，更何况是肾移植女性这一特殊人群。有研究表明，肾移植受者妊娠的活胎率只有正常健康人群的百分之十，同时在怀孕期间，易出现各种并发症及严重威胁母婴安全的合并症，如妊娠糖尿病、妊娠高血压、缺铁性贫血、子痫前期、胎儿宫内窘迫症、胎膜提前破裂、畸胎、早产等。如果肾移植受者有妊娠需求，应在移植专科医生及妇产科医生共同指导和定期监护下进行；肾移植术后患者本身及胎儿风险较高，应视为高危妊娠。有妊娠需求的肾移植术后女性应在多学科协作的基础上，重视妊娠前后的移植肾功能与孕产期管理，加强随访，在保证自身人肾存活率的前提下安全妊娠。

（周朝霞）

参考文献

[1] 孙良学，陈书尚，吴卫真. 男性肾移植患者术后性功能恢复情况的临床研究 [J]. 中国医药指南，2013，11（17）：22-23.

[2] 周朝霞，谭其玲，赵上萍，等. 肾移植女性受者妊娠管理的研究进展 [J]. 护理学杂志，2022，37（14）：19-22.

[3] 万建新. 慢性肾脏病患者的妊娠问题：慎重评价与妥善管理 [J]. 肾脏病与透析肾移植杂志，2017，26（005）：451-452.

第九节　旅游管理

｜ 医护科普 ｜

1. 术后何时能外出旅游？

外出旅游的出门时间取决于旅行费时和距离。短距离短时间的旅游只要身体耐受即可，比如逛公园也算一种小旅行；远距离的长途旅行建议半年后考虑。研究表明，术后半年因需要频繁的复查，且身体处于恢复期，容易劳累，因此不建议远距离旅行。

2. 选择哪种方式出行？

肾移植受者在身体完全恢复正常情况下，可以考虑自驾、高铁、长途汽车等方式出行。此外，乘坐飞机建议选择在术后半个月，因为这个时候伤口才完全愈合。同时还应注意飞行时间应在3小时内。

3. 长途旅行应该提前做好哪些准备呢？

时间安排：旅游前应咨询专科医生自身状态进行旅游的可行性，尽量避开需要复查的时间段。

旅游地评估：评估旅游目的地有无流行或暴发性疾病的发生，了解当地的卫生保健条件、交通工具、天气温度及饮食习惯等，做好旅游攻略。

药物准备：携带原始包装的、超过旅行时期1周的药物，包括免疫抑制剂（必带）、降压药、抗生素、降温、止泻、抗过敏等药物。建议携带自身的医疗记录复印件或照片资料。

4. 旅行中需要注意什么？

设置好闹钟按时服药，避免忘记服药；病从口入，源头在手，应随身携带洗手液，以便随时洗手，做好手卫生，预防感染；注意饮食卫生，吃瓜果一定要洗净或削皮；保证水的摄入量，每天饮水应 > 2 000 mL，勿憋尿；上公共卫生间时，最好不用公共坐便器；正确佩戴口罩，避免与感冒的患者接触。

5. 旅游途中身体不适怎么办？

旅行途中出现身体不适（如体温≥38.5℃、呕吐、腹泻水样便等），应及时和专科医生取得联系及处理。如果在当地医院就诊，请告知医生自己是肾移植术后患者。

| 误区提醒 |

1. 换了肾可以去西藏等高海拔地区旅游？

根据自身情况综合考虑。

高海拔地区氧气含量低于平原地区，即使肾功能、血红蛋白、血压等都正常，非高海拔地区的移植肾受者前往海拔超过 3 000 m 的地区仍需要非常谨慎，并提前做好适当准备。研究表明，血压偏高、血肌酐 > 200 μmol/L、血红蛋白低于 80 g/L 的患者，不建议前往高海拔地区旅游。

2. 可以长时间暴晒吗？

不可以。

长时间在阳光下暴晒，可能出现皮肤炎症、皮肤溃疡或皮肤癌等。因此不建议长时间暴晒（指连续 3 小时晒太阳时间），但适当的日晒是可以的，且对身体有益，促进钙的吸收，减少骨质疏松、调节心血管系统活性因子的含量，改善血压等。需要注意的是：日晒应注意把控时间、晒前做好皮肤防护，如擦防晒霜或穿保护性的服装，选择每天上午 10 点或下午 4 点左右，每次晒半小时，以晒背为主，避免在阳光下暴晒。

3. 可以去网红地打卡吗？

可以，但是不建议。

肾移植术后患者长期服用免疫抑制剂，自身抵抗力低下，网红打卡地一般人口密集，易导致交叉感染，因此不建议前往。如一定要去，应尽量避开人群高峰时间段，且应戴好口罩，做好防护。

（肖开芝）

参考文献

［1］吴小霞，刘佳，谢键飞，等. 肾移植患者自我管理指南［M］. 长沙：中南大学出版社，2019.

［2］张累，张更. 肾移植 100 问［M］. 北京：科学技术出版社，2021.

［3］谷波，赵上萍. 肾移植临床护理手册［M］. 成都：四川科学技术出版社，2021.

第十节　恢复正常的工作、生活

▍ 医护科普 ▍

1. 肾移植术后什么时候可以参加工作?

肾移植术后 3～6 个月肾功能正常者可以逐渐恢复轻、中体力性质工作。因为术后前 3 个月的患者需要进行非常频繁的医院随访,以便了解移植肾功能的情况,及时调节免疫抑制药物的剂量等,同时身体也需要时间恢复到较好的状态。

2. 可以选择什么类型的工作?

建议选择轻、中度体力的工作,肾移植术后患者参加的工作中 88.5% 为轻、中度工作。如何判断轻、中度体力工作,可参考《中华人民共和国劳动法》中的体力劳动强度分级,如 I 级体力劳动 8 小时,工作日平均耗能值为 3 558.8 kJ/人,劳动时间率为 61%,即净劳动时间为 293 分钟,相当于轻劳动。II 级体力劳动 8 小时,工作日平均耗能值为 5 560.1 kJ/人,劳动时间率为 67%,即净劳动时间为 320 分钟,相当于中等强度劳动。

建议选择时间相对自由的工作,以保证定期复查。

建议选择工作环境良好的工作,如无粉尘、人群不密集等环境,以避免增加感染风险。

3. 哪些工作类型不太适合肾移植术后患者?

(1) 重体力工作:可能会造成移植肾破裂出血。

（2）工作环境粉尘多的工作、人群密集的工作：容易增加感染的风险。

（3）需要长时间熬夜的工作：长时间熬夜对人体危害非常大，会导致内分泌功能紊乱、消化道功能紊乱、增加心脑血管疾病的风险、增加患癌的风险以及神经、免疫系统的危害，可能会造成血压过高，免疫力下降，肝功能异常，甚至猝死。

（4）工作时间过长或不灵活：工作时间太长会造成休息时间过短，免疫力下降；工作时间不灵活可能影响按时复查。

4. 工作对肾移植患者有什么好处？

肾移植受者的平均年龄为 22～55 岁，处于此年龄段的患者正是家庭经济来源的主要承担者，在疾病康复期往往面临着重返工作相关决策的问题。重返工作，作为个体较高层次的需要和回归社会的一部分，是一个复杂的、不断发展的过程，也是评估患者移植成功和生活质量改善的重要指标。首先，工作能在很大程度上分散肾移植患者的注意力，促进其结交朋友，找到倾诉对象，增强应对能力，从而减轻焦虑及抑郁，提高生活质量。研究表明，重返工作（全职或兼职）的肾移植受者活动水平较没有工作者（无业、待业、退休）高，可能由于外出工作增加了工作及交通相关的体力活动，且重返社会意味着重新获得社会角色、功能及更多的社会支持，有助于增强患者的自信心，恢复自尊，获得实现自我的愉悦感。其次，工作可以帮助患者在恢复阶段开始适量的体力及脑力劳动，调动身体各个器官参与工作，加之规律的工作能帮助器官不断优化，促进躯体的康复。

总之，工作有利于提高患者的生活质量，改善患者的躯体功能和社会适应能力。简单来说一句话：工作有益身心健康！

5. 工作期间需要注意什么？

①按时服药，切勿自行加减药物种类及剂量。

②按时复查，不可为了节约，一"查"永逸。

③监测生命体征、尿量及体重等，如有异常及时就诊。

④做好自我防护，勤洗手，正确佩戴口罩。

⑤劳逸结合，不过度劳累。

｜ 误区提醒 ｜

1. 上班压力大，会把肾脏"压"坏?

不会!

通常大家讲的，上班压力过大会把肾脏"压"坏，更多指的是精神心理层面感觉压力过大，有可能会引起食欲降低、失眠、精神状态不佳等不良影响，然后造成免疫力下降，进而增加感染的风险。有调查显示，肾移植术后 3~6 个月期间，有 12.8% 患者重返了工作岗位，追踪调查这部分患者的工作状态和精神状态良好，没有因为工作而增加感染或排斥的风险。所以大家不要过于紧张。

（曹丹）

参考文献

[1] 卢嫡. 肾移植患者工作岗位回归和社会参与状况及其影响因素研究 [D]. 华北理工大学，2020.

[2] 马青华，刘惠蓉，韦宏，等. 肾移植病人术后就业情况调查 [J]. 护理研究，2014，28（14）：1707 – 1708.

[3] 陈红，余婷，吴慧青，等. 肾移植受者体力活动现状及影响因素研究 [J]. 护理学杂志，2020，35（15）：39 – 42.

[4] 杨娇弟，肖新莲，陈茸. 重返工作岗位肾移植患者生活质量的调查研究 [J]. 中医药管理杂志，2018，26（18）：9 – 11.

[5] 黄蓉，张青，何重香，等. 肾移植患者重返工作准备度现状及影响因素分析 [J]. 实用器官移植电子杂志，2022，10（3）：242 – 247.

第十一节 失 眠

| 医护科普 |

1. 什么是失眠？有什么表现？

肾移植术后受者睡眠质量差，常表现为入睡困难、浅睡、昼夜睡眠颠倒、失眠、夜惊、梦魇等情况。这些表现在临床上统称为睡眠障碍，失眠症是肾移植受者中发生率和患病率最高的睡眠障碍，常表现为难以持续熟睡、难以入睡。

2. 哪些原因可能会导致肾移植患者失眠？

导致肾移植患者失眠的原因见表 4 - 12。

表 4 - 12 失眠因素

分类	原因	举例
内在因素	自身因素	患者本身患有睡眠障碍史
	生理因素	患者术后体位不适，夜尿增多或术后伤口疼痛会影响其睡眠
	心理因素	患者的负面情绪会影响睡眠，如术后焦虑、恐惧、烦闷，或担心治疗费用及术后恢复情况等
外在因素	环境因素	含有光线及噪声的环境不利于睡眠
	药物因素	比如免疫抑制剂会造成震颤、高血糖、头痛、失眠、焦虑、情绪不稳等不良反应，严重者整夜都无法入睡

3. 失眠有什么不良影响吗？

生理上：日间生活能力下降、疲劳及嗜睡等。

心理上：出现不同程度的焦虑等心理障碍，甚至发展成为心理疾病，出现抑郁情绪。

肾移植受者的睡眠问题不容小觑，失眠会对患者的生活质量产生负面影响，严重者甚至会影响术后的健康恢复。

4. 如何采用非药物预防或调节失眠？

养成健康的睡眠习惯：可以适当饮用一些助眠食品（如牛奶），避免睡前食用含兴奋性物质（如咖啡、浓茶、烟酒等），禁止睡前大吃大喝或进食不宜消化的食物。睡前营造一个安静舒适、光线及温度适宜的睡眠环境，保持规律作息时间。

放松训练：如边听轻音乐边卧床休息，让全身肌肉放松。

调节不良情绪：如果是由于过度焦虑导致的失眠，肾移植受者可以在肾移植病友群里，或者跟自己周围的亲朋好友多沟通交流，家庭社会的支持能够有效减少焦虑、抑郁情绪。

适当运动：通过规律有计划的运动锻炼改善睡眠质量，恢复身体的自然节律。以有氧运动为主，可以选择散步、慢跑等。

5. 肾移植术后长期失眠怎么办？

如果您的失眠已经对生活造成了影响，请及时到睡眠障碍专科门诊就诊。

▎ 误区提醒 ▎

1. 睡不着就吃帮助睡眠的药？

不建议。

睡眠不好需要根据具体的情况来制定治疗方案，不能一出现睡眠障碍的问题，就立即服用安眠药。比如伤口疼痛等这类生理性因素导致的睡眠不好，只会引起短暂性的睡眠障碍，只要去除诱因后症状便得到缓解，单纯服用安眠药不能从根本上解决问题。安眠药也存在很多副作用，如成瘾性、戒断综合征、晨起后精神倦怠等。

（王武诗）

参考文献

［1］周瑜利，谢国红. ICU 病人睡眠障碍的相关因素调查［J］. 当代护士，2011（7）：134－136.

［2］Pourfarziani, V., Taheri, S., Sharifi－BonabM, M., et al. Assessment of sleep disturbance in renal transplant recipients and associated risk factors［J］. Saudi J Kidney Dis Transpl, 2010, 21（21）：433－437.

［3］张玲，郑燕珩. 影响肾移植患者监护期睡眠质量的相关因素及护理［J］. 中国实用医药，2010, 5（10）：168－170.

［4］Yang, B., Xu, J., Xue, Q., et al. Non－pharmacological interventions for improving sleep quality in patients on dialysis：systematic review and meta－analysis［J］. SleepMed Rev, 2015, 23C：68－82.

［5］杨士来，王晓霞. 肾移植受者术后睡眠质量及非药物干预的研究进展［J］. 护理研究，2017（9）3353－3355.

第十二节　疲　乏

｜ 医护科普 ｜

1. 什么是疲乏？肾移植术后疲乏有哪些表现？

疲乏指因多种原因导致局部组织或器官功能减退而产生的一种虚弱及缺乏精力的主观感受。肾移植术后疲乏常表现为虚弱、倦怠感、劳累感，或行动缓慢无力、注意力不集中、情绪低落等。最重要的是这种感觉休息后仍无法消失，甚至影响日常生活的能力。

2. 肾移植术后引起疲乏的原因有哪些（表4－13）?

肾移植术后引起疲乏的原因见表4－13。

表4－13　肾移植术后疲乏的相关因素

因素	潜在原因
社会—心理因素	焦虑、抑郁症状、睡眠障碍可加重疲乏，疲乏又可引起或加重抑郁和睡眠障碍，这些因素相互作用、互为因果
供肾来源	活体供肾的受者术后肾功能一般优于接受尸体供肾，所以供肾的不同来源可能对肾移植受者术后的状态产生一定影响，进而导致疲乏
肾功能不全	肾功不全会降低肌肉含量，进而导致疲乏
疾病相关	贫血、营养不良、疾病并发症（如腹泻）、体内的炎症状态均可能导致疲乏

3. 疲乏有什么危害?

疲乏可增加心血管压力，而心血管疾病是肾移植受者死亡和移植肾功能丢失的主要原因之一。严重的疲乏还会影响睡眠、日常活动能力，导致社交、休闲活动和工作受限等，并对体力活动产生不利影响。

4. 如何缓解疲乏?

（1）运动：运动疗法对缓解疲乏症状有显著效果。运动干预主要包括快走、慢跑、爬楼梯、健美操、骑自行车等在内的有氧运动和弓箭步、侧面提拉、弹力带抬腿等在内的以肌肉力量训练为主的抗阻运动。需要注意的是，运动方式和强度需要根据患者的年龄、性别及心肺功能等因素综合考虑。研究发现，经专业评估和指导（如移植中心、医学运动中心及健身房合作）合理制定的持续有氧运动方案能有效缓解疲劳感，应鼓励患者进行适当的运动，提高生活质量。

（2）心理社会干预：良好的睡眠有助于减轻患者疲乏症状。睡眠干预可帮助患者纠正生物节律紊乱，培养良好的睡眠习惯，具体可从以下几方面着手：营造舒适安静的睡眠环境；规范作息时间；限制睡眠总时间；避免睡前食用兴奋刺激类食物等；睡前进行阅读、冥想等减压活动。

（3）按摩：研究发现，按摩的确可以明显改善循环、减轻疲乏。

（4）营养支持：全面评估后的个性化营养支持可以改善患者的营养状况。有研究发现，蔬菜、水果、全谷物的食物可明显降低疲乏程度。

｜ 误区提醒 ｜

1. 肾移植术后发生疲劳是正常的？

当然不是！

研究报道，肾移植术后发生疲乏的概率为 39% ~ 59%，高于健康人群，这是肾移植术后很容易被忽视的一种常见临床症状，但不代表一定是正常症状。肾移植术后疲劳与多因素相关，如肾移植术后并发症（肺部感染、腹泻等）。所以肾移植术后发生疲劳一定要引起重视。一旦发生，要引起重视，持续疲劳且加重时，需及时就医，寻求专业的干预及治疗。

（王媛媛）

参考文献

［1］ Bossola M, Pepe G, Vulpio C. Fatigue in kidney transplant recipients ［J］. Clin Transplant, 2016, 30 (11): 1387 – 1393.

［2］ Maglakelidze N, Pantsulaia T, Tchokhonelidze I, et al. Assessment of health – related quality of life in renal transplant recipients and dialysis patients ［J］. Transplant Proc,

2011，43（1）：376 - 379.

[3] 张荣梅，杨蓓. 肾移植术后患者焦虑、抑郁及疲乏对其健康影响的纵向研究 [J]. 中华护理杂志. 2019（12）：1771 - 1776.

[4] 李月，明英姿，庄权，等. 肾移植受者疲乏的研究进展 [J]. 器官移植. 2020 （02）：311 - 315.

[5] 张巧芸，林秋妹，杨丽清. 肾移植术后受体的疲乏状况及其相关因素 [J]. 临床 与病理杂志. 2017（12）：2659 - 2664.

第十三节　心理调整

▌ 医护科普 ▌

1. 肾移植术后会有哪些心理变化？

患者在肾移植术后的心理状态通常比较复杂，并不能单纯地理解为积极心理或消极心理。积极心理与消极心理可能会同时存在，或者来回切换。具体的心理状态与术后患者接受异体器官的过程及术后移植肾功能的恢复情况密不可分。

积极心理：一般无特殊情况术后患者会以积极的状态面对问题，多见于术后病情稳定阶段，其中以期待、感激、激动等最为常见。

消极心理：术后可能会出现较多的负面情绪，多见于术后发生排斥、肾功能延迟恢复、药物副作用或原发病复发等病情变化阶段，其中以悲观、焦虑和抑郁最为常见。

外源肾的患者特有的心理状态表现为对肾源的担心、对手术不确定性的紧张以及对术后早期肾功能恢复的焦虑等。亲属肾的患者特有的心理状态表现为对亲属供者的情感反应，多表现为术前害怕影响亲属健康的担心、等待其他肾源时的无望与无力感、决定接受手术后的负罪感、内疚感以及术后的心怀感激等。

2. 消极负面心理对健康的影响有哪些？

消极负面心理对患者的心理健康、身体健康都会有一定的影响。

强烈的负面心理会导致患者对身体康复或者对未来将发生的事件持消极态度，如果消极负面心理未得到有效疏导，持续增加，消极情绪与生活、健康等问题重叠就容易导致心理出现严重的失衡，直接影响患者的术后生活质量。

焦虑、抑郁等负面心理容易增加副交感神经兴奋性，加快身体应激反应的程度，可能导致机体出现疼痛加剧、血压增高、呼吸及心率增快等变化，不利于术后康复。

3. 如何调整消极负面心理？

如果出现难以承受的负面情绪，建议通过以下方法进行干预调节：

（1）找一个自己信任的人进行倾诉，抒发自己的不良情绪，也许会收到他给予的不错的建议。

（2）找几个好友一起聚会，比如运动、唱歌、跳舞等，转移注意力，放松心情，以免负面情绪的长期刺激。

（3）加入当地的肾移植病友群，参加肾友会，吸取肾友们的经验教训，学会分享积极愉快的事情，享受同伴间分享的快乐。

（4）积极返回社会，保持一份稳定的工作，减少自己的生活压力，调节负面情绪，增强自信心。

（5）定期规律随访与严格自我监测，保持良好的心理和生理状态。

4. 持续出现什么情绪应该及时就医？

如果出现以下具有临床意义的症状时应及时到心理卫生中心就

诊，避免延误治疗：

（1）近期反复感觉到情绪低落无法开心起来，对任何事物都无法提起兴趣。

（2）频繁出现莫名的烦躁不安且无法安静下来的情况。

（3）持续出现情感迟钝甚至生活无法自理的情况。

（4）存在伤害自身和他人的情况或出现暴力、攻击行为的情况。

误区提醒

1. 不良情绪就是精神病的表现吗？

一般来讲，不是。

不良情绪是情绪的一种表现形式，一般术后常见的不良情绪可以表现为慌乱、焦虑、愤怒、紧张、恐惧及抑郁等，这些不良情绪可通过早期的识别和专门的心理疏导等方式得到改善。精神病是一种与现实失去联系的疾病，常常表现为妄想、幻觉、思维错乱及攻击等行为，需要通过详细的医学问诊和检查后才能确诊。

2. 只有诊断为精神病才去看心理医生吗？

不是。

心理医生可以为包括精神疾病患者在内的所有患者提供心理咨询或治疗。以下患者也可以向心理医生寻求帮助，例如：

◎ 希望能缓解症状、改善功能的精神障碍患者。

◎ 希望能改变不良的思维、行为及关系的患者。

◎ 希望人际交流问题能够得到改善的患者。

◎ 希望增强自我行为改变能力的减肥、戒烟等患者。

◎ 在生活或工作中遇不顺而导致严重失眠、易怒、焦虑的普通人。

（周美池）

参考文献

[1] 刘瑞红，刘珏，万晶晶．肾移植受者心理体验的研究进展［J］．护理学杂志，2018，33（02）：109－112.

[2] 韦宏，王天琼，朱世凯．不同器官来源肾移植受者术后焦虑、抑郁状态分析［J］．实用医院临床杂志，2015，12（6）：47－49.

[3] 胡树菁，孙菁，彭复聪，等．肺移植受者居家护理需求质性研究的 Meta 整合［J］．中华护理杂志，2021，56（10）：1576－1583.

[4] 王璐，何江娟．器官移植受者心理弹性研究进展［J］．护理研究，2018，32（22）：3518－3521.

[5] 林韦彤，刘立芳，万晶晶，等．肾移植受者恐惧疾病进展现状及影响因素研究［J］．中华护理杂志，2022，57（1）：73－78.

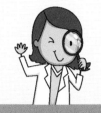

第五章

保护亲属活体供者，人人有责

　　每天每分每秒，这个世界都在上演不同的悲欢离合。有人在经历疾病与痛苦，有人化身天使拯救他人于水深火热。世间并不是只充斥着冰冷与绝望，更有无数的善良与爱。

　　每一位亲属肾移植供者的肾脏捐献，都是给肾移植受者一份最珍贵的礼物，他们给了受者健康、希望和新生！他们是可爱的、可敬的，他们是伟大的！我们医务人员愿执白衣为甲，为亲属肾移植活体供者的围手术期及术后长期的健康保驾护航。

　　　　你且怜他人之悲，心怀恻隐之心；

　　　　我愿执白衣为甲，坚守健康安全。

第一节　活体肾脏捐献供者的具备条件

▌ 医护科普 ▌

1. 活体器官捐献者需符合哪些法律法规及伦理规范？

（1）活体器官捐献者必须自愿、无偿，明确捐献意愿的真实性。

（2）年满 18 周岁且具有完全民事行为能力。

（3）活体器官捐献人和接受人限于以下关系：①配偶（仅限于结婚 3 年以上或者婚后已育有子女）。②直系血亲或者三代以内旁系血亲。③因帮扶等形成亲情关系（仅限于养父母和养子女之间的关系、继父母与继子女之间的关系）。

（4）符合人体器官移植技术管理规范，最大限度地降低对供者的伤害。

2. 活体捐献者满足哪些身体条件可捐献，哪些情况下不能捐献？

活体捐献者需满足的条件见表 5-1。

表 5-1　活体捐献者需满足的条件

可直接捐献	◎ 供者必须年满 18 岁 ◎ 供者的理想 BMI 应 <30 kg/m^2，无其他合并疾病
需综合评估决定是否捐献	◎ 年龄 >65 岁 ◎ BMI 为 30~35 kg/m^2 者建议其捐献前减重，捐献后维持理想体重 ◎ 高血压需控制在正常范围内、无相关高血压并发症 ◎ 直系亲属有糖尿病史伴空腹血糖受损 ◎ 单侧或偶发肾结石 ◎ 尿路感染，有家族性肾病 ◎ 临床治愈的低度恶性肿瘤患者 ◎ 年轻未育女性

续表

不建议捐献	<ul><li>BMI≥35 kg/m²</li><li>糖尿病、严重冠心病、未治愈的恶性肿瘤、未控制的高血压、未控制的感染性疾病、传染性疾病、孕妇、有精神疾病史</li><li>已存在的肾功能损害或肾脏结构异常、双侧肾结石或易复发肾结石者、24 小时尿蛋白 >150 mg、存在病理性或不明原因的血尿等</li></ul>

3. 活体捐献申请的流程

活体捐献申请的流程见图 5−1。

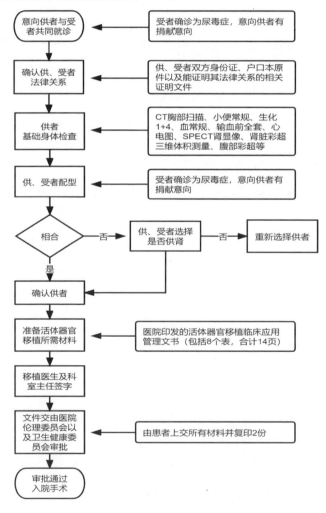

图 5−1　活体捐献申请的资料及检查准备

4. 活体捐献对供者身体健康有什么影响？

（1）在肾切除术后，肾小球滤过率会出现短期下降。

剩下的独肾会逐渐代偿承担所有肾脏功能，因此术后 3 d 内肌酐会轻度上升，肾小球滤过率会轻度下降，但会 3 个月内逐渐恢复至术前水平，部分供者在 1～2 年就可能会恢复到术前的水平。

（2）生存质量上看，活体肾移植在生存率、心理健康、生活质量等方面与健康同龄人无显著差距。

活体肾脏捐献者的全因死亡率、心血管疾病、高血压、2 型糖尿病或不良社会心理健康结局的风险与非供体人群没有显著差异。肾移植 15 年后，健康供者全因死亡率达 18%，而健康非供体的死亡率为 13%。但现有研究存在一定局限性，更长远的结局暂时未知。

（3）供肾者存在获得慢性肾病及终末期肾病的风险。

供者发生终末期肾病的预估的终生风险为 0.9%，明显高于健康人（0.14%），但低于普通人群（3.26%），这表明供者与普通人之间获得慢性肾病及终末性肾病的风险没有显著差距。供者更应该坚持健康的生活方式，定期进行随访和检测，以降低患上慢性肾病的风险及避免其发展成为终末期肾病。

5. 活体供者住院费用医保能报销吗？

肾移植供者属于健康人群，其住院费用不在目前医保报销范围内，由个人自费承担。

| 误区提醒 |

1. 捐肾是否会影响供者的性生活？

通常情况下不影响。

肾脏与性生活之间没有相关性。性生活相关的性激素主要是由肾上腺、睾丸/卵巢分泌，而肾脏本身的内分泌功能与性激素无关。供肾后不会影响性生活。但是，性生活的能力受到很多因素影响，很大部分性功能障碍的患者是因为心理问题而导致。尤其是民间许多误区和传言表示"肾脏不好，性生活就不好"，这种长期的暗示以及产生的心理压力，可能会导致患者出现性功能障碍。

2. 捐肾是否会影响供者的生育能力？

没有影响。

女性妊娠期间会有容量负荷增加的负担，会加重肾脏负担，因此不建议年轻未育女性捐献肾脏。

2. 好朋友、前男/女友也可以捐肾吗？

不可以！

我国肾脏捐献需要符合器官移植法律相关规定规范，无亲属关系的好朋友或前男/女友不符合我国法律法规的规范要求。

（李霞　尹涵雅）

参考文献

[1] 石炳毅，林涛，蔡明. 中国活体供肾移植临床指南（2016 版）[J]. 器官移植，2016，7（06）：417 – 426.

[2] Wirken L, van Middendorp H, Hooghof CW, et al. The Course and Predictors of Health – Related Quality of Life in Living Kidney Donors：A Systematic Review and Meta – Analysis. Am J Transplant [J]. 2015；15（12）：3041 – 54.

[3] O'Keeffe LM, Ramond A, Oliver – Williams C, et al. Mid – and Long – Term Health Risks in Living Kidney Donors：A Systematic Review and Meta – analysis. Ann Intern Med [J]. 2018；168（4）：276 – 284.

[4] Park JJ, Kim K, Choi JY, et al. Long – term mortality of living kidney donors：a systematic review and meta – analysis. Int Urol Nephrol [J]. 2021；53（8）：1563 – 1581.

[5] 李静晶，张文君. 孤立肾妊娠的不良结局及临床管理 [J]. 临床肾脏病杂志，2022，22（4）：328 – 332.

第二节　供者的围手术期管理

｜ 医护科普 ｜

1. 供者入院是否还要做检查呢?

要做!

术前检查是为了再一次了解供者的身体是否适合捐肾，将对供者的影响降至最低，尽可能地保障供者的安全。

2. 供者入院后要做哪些检查?

通常供者在术前会进行肝肾功能、电解质、血常规、凝血常规、输血前全套、肾脏血管三维重建、淋巴细胞交叉配型实验、尿常规、大便常规、心电图、B超、增强 CT 等检查，由于供者个人的身体状态不一样，所以检查可能会存在差异。其中增强 CT 检查的目的是了解供者双肾的血管情况，用于明确取左肾还是右肾，以保证留下的肾脏能够维持供者的正常健康生活。

3. 供者术后需要观察小便吗?

需要。

详细记录 24 小时出入量。如果术后医护评估小便量不足，会进行追加补液或使用利尿剂，复查肾功能等处理。

4. 术后的引流管和尿管什么时候可以拔?

尿管一般在术后第 1～2 d 可以拔除。通过观察每小时的尿量来评价肾脏的功能。如果输尿管和膀胱出现漏尿，引流管持续漏尿，则还需要长期插入输尿管。血浆引流管一般在术后第二天拔出，当引流量超过 100 mL/24 小时暂缓拔管，观察引流情况。

5. 生命体征测量

返回病房会安置心电监护和吸氧，护士会定期监测体温、血压。可能供者觉得自己又不缺氧，为何要吸氧。由于手术后身体的耗氧量会增加，提高体内的氧气含量可加快康复，请在术后 24 小时内好好吸氧，可能会觉得氧气吸入有塑料味，这是管道的正常味道。

6. 血浆引流管

可能会安置血浆引流管，就是从伤口出来的一根管道，引流出来的是暗血性或淡血性的液体，这是帮助体内伤口的残留血液、体液引流出来，促进伤口愈合，所以不能擅自拔出，特别是翻身和下床时，要把管道固定好，留足活动距离，以免误拔。

7. 供肾的手术伤口有多大呢？

供肾分为开放式（图 5-2）和腹腔镜两种手术方式，根据手术方式、手术的情况等因素，伤口大小会有一定差异。通常，传统开放式手术伤口大小为 15 cm 左右，腹腔镜手术伤口为 10 cm，伤口位置在腰侧。

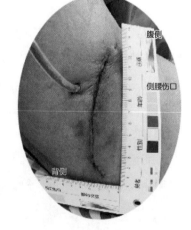

8. 术后伤口疼痛可以随时打止痛针吗？

需要评估疼痛的程度、持续时间，综合考虑是否使用止痛药。

图 5-2 活体供肾者开放式手术伤口

172

术后随着麻醉效果减退，伤口疼痛感和尿管的不适感会放大，这个时候供者只需要如实告诉医护人员您的感受就可以，不隐瞒、不夸大，医护人员会评估您的具体情况进行对症处理。一般 1 ~ 2 d 疼痛症状会缓解。

9. 出院后就可以不用换药吗？

不，根据患者实际情况而定。

术后伤口无特殊的患者，一般出院 3 ~ 4 d 自行撕掉伤口敷料，不用换药；术后伤口未完全愈合，或伴有红肿、渗液等特殊情况的患者，需要每天更换。任何情况下，伤口处出现无诱因的明显疼痛、瘙痒、渗血等不适，应该及时到医院换药、治疗。

▌ 误区提醒 ▌

1. 供者术后只有"打屁"了之后才可以吃东西？

不是！

如果供者麻醉苏醒良好，没有腹胀等不适，返回病房后 2 小时可以开始进食一些水或无渣饮食，如藕粉。手术 6 小时后，即可开始进食清粥。术后早期不建议进食牛奶、甜汤、豆制品等食物，以上食物会增加肠道胀气的可能性，造成腹胀不适。如果供者有异常情况，如恶心、呕吐、突发切口疝、肠梗阻等并发症，会要求暂时禁饮禁食，由医护人员评估处理。

2. 伤口愈合会使伤口周围痒吗？

不完全是！

一种情况是在伤口愈合过程中，愈合创面神经末梢过快增生，新生组织血氧供应不足等造成创面愈合处的皮肤瘙痒。还有一种情况是患者的患处皮肤对伤口敷料发生过敏反应，导致伤口周围瘙痒。

3. 伤口敷料更换勤一些能加速伤口愈合？

不能！

这种情况不能加速伤口的愈合，对于术后恢复良好的患者将换药间隔时间延长，能有效降低并发症的发生，频繁更换伤口敷料反而会对伤口进行撕扯，影响伤口的愈合。所以建议将伤口换药间隔时间延长到 3 d。对于术后伤口异常的患者则应增加换药频率，以便观察伤口，及时处理，避免感染加重。

4. 供者术后卧床的时间越长越好？

并不是！

久卧并不利于术后康复，术后在您完全清醒后，会摇高床头，指导您深呼吸训练。6 小时内平卧，6 小时后可半卧位，24 小时后床上适当活动四肢，术后 2 ~ 3 d 可下床活动，忌剧烈运动，适当运动有利于术后恢复。需要注意的是，最初下床时，需要在陪护或医护人员的陪护下进行，避免跌倒等不适。如果在活动过程中有疼痛、头晕、无力等不适，要及时告知医护人员，及时处理。

（王莉雅　赵上萍）

参考文献

[1] Frutos MÁ, Crespo M, Valentín MO, et al. Recommendations for living donor kidney trans plantanion [J]. Wefrologia, 2022, 42 (suppl 2): 5 - 132.

[2] 中华医学会器官移植分会, 中国医师协会器官移植医师分会. 中国活体供肾移植临床指南 (2016 版) [J]. 器官移植, 2016, 7 (6): 417 - 426.

[3] 王丽琴, 王晓女. 门诊换药间隔时间对伤口愈合的影响的研究 [J]. 临床医药文献杂志, 2019, 5 (60): 77.

[4] 周霞. 门诊换药间隔时间对伤口愈合的影响研究 [J]. 安徽卫生职业技术学院学报, 2020, 19 (6): 147 - 148.

[5] 刘慧玲, 罗洪, 丁泓文, 等. 活体肾移植供者的术后护理 [J]. 广东医学, 2010, 31 (12): 2.

第三节 供者并发症

| 医护科普 |

1. 供者术后伤口出血怎么办？

原因：手术伤口受到外力挤压（如咳嗽、便秘、剧烈活动）。

症状及体征：伤口渗血、创腔引流量增多且颜色鲜红、腰痛、肾切除区肿胀、严重时出现低血压。

预防及处理：

（1）咳嗽时从伤口两侧轻按，避免腹压增加引起伤口裂开。

（2）避免剧烈咳嗽和突然翻身。

（3）保持大便通畅，排便不畅时遵医嘱使用通便药物。

（4）肾切除区突然疼痛加重或敷料渗湿，及时告知医护人员。

2. 伤口感染怎么办？

原因：伤口渗液未及时更换、全身营养环境差、缺乏运动，伤口恢复慢。

症状及体征：伤口处皮肤出现红肿、疼痛、皮温升高，伤口渗液增加，出现脓性分泌物，皮下积液、积脓，可扪及波动感，切口愈合不良，重者可表现为全身症状，如发热、寒战、白细胞计数增高，甚至出现感染性休克。

预防及处理：

（1）在医护指导下，尽早补充营养，单纯的白米稀饭营养单一，需进食种类丰富的食物，可选择鸡蛋、鱼肉等高蛋白食品，以及富含维生素的新鲜蔬菜、水果。

（2）术后早活动，增强抵抗力。

（3）伤口敷料渗湿或粘贴不牢固时，及时更换。

（4）如果发生感染，积极配合伤口换药。

3．腹胀怎么办？

腹胀原因：腹腔镜手术为提高手术视野会向腹腔注入大量的二氧化碳；术后活动减少会引起腹胀；进食产气食物（如牛奶、大豆）。

腹胀症状及体征：全腹或下腹胀痛；腹部膨隆、叩诊鼓音。

预防及处理：

（1）术后患者无活动禁忌时，在医护人员指导下自主进行床上翻身，尽早下床活动。

（2）术后早期不进食牛奶、豆浆和甜食等产气食物，减少腹部积气。

（3）术后持续低流量吸氧，促进二氧化碳排出。

（4）进行顺时针腹部环形按摩或热毛巾湿敷。

（5）腹胀明显可用小茴香热敷腹部，如果正常饮食后长达3天未解大便，及时告知医护人员。

4．气胸及皮下气肿怎么办？

原因：腹腔内大量的二氧化碳进入皮下形成皮下气肿；腹腔镜手术损伤膈肌使气体直接进入胸腔造成气胸。

症状及体征：突发胸痛、气短、咳嗽，呼吸困难，血氧饱和度降低；皮下气肿严重时可达面颈部、触及捻发音。

预防及处理：

（1）鼓励供者多做深呼吸、咳嗽、咳痰。

（2）少量皮下气肿可自行吸收，不要有太大的心理压力。

（3）较大的气肿如果影响患者的正常呼吸，医生会进行穿刺排气，但这种情况极少。

5. 肺部感染怎么办?

原因：供肾术后患者免疫力低下可迅速由上呼吸道感染加重所致。

症状及体征：发热、咳嗽、咳痰、血氧饱和度降低，听诊肺部闻及啰音。

预防及处理：

（1）术前戒烟。

（2）术前学会深呼吸及有效咳嗽、咳痰，术后进行深呼吸锻炼。

（3）常规吸氧。

（4）有痰且排痰困难者给予雾化吸入。

（5）避免久卧，早期下床活动。

6. 尿潴留怎么办?

原因：麻醉会使排尿反应受到抑制，手术伤口疼痛导致患者不敢用力排尿、排尿环境改变（不适应床上自主排尿）。

症状及体征：彩超显示膀胱充盈不能排出，下腹部膨隆、胀痛，叩诊浊音，尿道口不自主有少许溢尿。

预防及处理：

（1）术前健康宣教指导病员床上解小便。

（2）诱导排尿（听流水声、按摩及热敷腹部）。

（3）急性尿潴留行留置导尿持续引流。

7. 乳糜漏（少见）怎么办?

原因：淋巴液漏出至组织间隙或者体腔内。

症状及体征：引流液呈现为乳白色或淡黄色，引流液中甘油三酯的含量超过 1. 13 mmol/L。

预防及处理：术后高热量、高蛋白、低钠、低脂肪饮食。可遵医嘱联合使用生长抑素对症治疗。

8. 肺栓塞（少见）要怎么预防？

原因：血栓形成及肺栓塞的形成主要与卧床及术后血液高凝有关。

症状及体征：血栓形成处可表现为肿胀、压痛；肺栓塞临床表现多样，可表现为呼吸困难、胸痛、咳嗽、咯血、晕厥、心悸等；彩超检查可明确诊断。

预防及处理：

（1）术前可指导病员穿着弹力袜预防血栓形成。

（2）术后积极协助供者主动或被动活动四肢，如踝泵运动。

（3）病情允许情况下积极下床活动。

（4）如血栓形成，应遵医嘱积极抗凝治疗。

（张坤）

参考文献

[1] 詹爱丁, 蒋国洪, 陈莉, 等. 饮食恢复时间对妇科腹腔镜术后患者体位性低血压的影响 [J]. 中国实用护理杂志, 2017, 33 (19)：1479 - 1481.

[2] 高凌燕, 林玉枝. 应用全息影像技术的个体化护理对机器人辅助腹腔镜肾部分切除术患者的效果观察 [J]. 现代泌尿生殖肿瘤杂志, 2021, 13 (4)：239 - 241 + 243.

[3] 吴永秀, 王卉, 荣欣, 等. 早进食促进妇科腹腔镜手术患者术后胃肠功能恢复的应用研究 [J]. 陆军军医大学学报, 2022, 44 (2)：190 - 194.

[4] 帕提曼·肉孜, 帕提曼·亚森. 腹腔镜下肾肿瘤行肾部分切除术的护理策略分析 [J]. 世界最新医学信息文摘, 2016, 16 (21)：192.

第四节　供者出院宣教

▎ 医护科普 ▎

1. 供者出院后是否应该一直休息不工作？

不建议！

现有的研究均未表明活体供肾者的生命质量会受到供肾手术的影响，也就是说手术不会导致供者的身体无法工作。另外，供者作为健康的社会成员，所扮演的社会角色及承担的社会功能的本质并未改变。在供者出院后，供者本人和家庭成员应逐渐调整心态，将供者视为正常健康人，供者身体康复后应重新回归正常的社会生活。

需要注意的是，供者在术后 1 个月应该避免劳累，保证充足的休息；在术后 3 个月内避免进行重体力劳动；待身体恢复正常后，可以从事力所能及的工作。

2. 出院后供者应该怎么吃？

供者出院后正常饮食即可。

根据《中国居民膳食指南》，食物应营养均衡，新鲜卫生，以谷物为主，多吃蔬果、奶制品，适量吃鱼、禽类、蛋、瘦肉等。平常最好养成清淡饮食的习惯，少盐少油，控制糖分摄入量，限制酒精摄入量。每天合理安排进餐的时间，做到规律饮食，足量饮水。避免体重超标，增加肾脏负担。

注意避免吃具有肾毒性的食物，如鱼胆、蛇胆、不明种类的蘑菇等，以免引起肾功能的下降。

3. 供肾后怕药物伤肾，是否应该拒绝吃任何药物？

不是!

供者在医生的指导下服用药物是安全的，因为不是所有的药物都对肾脏有损害。如果出现身体异常及时就医，就医时表明自己为供肾者，身体只有 1 个肾脏。医生在选用药物时会酌情考虑，谨慎使用或者禁用有肾毒性的药物。

4. 对肾脏有毒性的药物有哪些？

部分对肾脏有毒性的药物包括：抗菌药物，如少数头孢菌素、碳青霉烯等；抗病毒药物，如阿昔洛韦等；抗骨质疏松药，如双膦酸盐等；传统的中药，如雷公藤、关木通等。另外做检查时使用的高渗透造影剂，例如高渗透碘化造影剂中的有机碘等。

5. 供者出院后应该关注身体的哪些方面？

术后早期，供者应当关注自己伤口的恢复情况，注意观察伤口是否出现红、肿、热、痛等不适；观察小便颜色及量是否正常；监测血压、血糖是否正常；保持良好心态。

要求供者术后 1、3、6、12 个月定期复查，检查肝肾功能、血常规、尿常规等有无异常。建议每年体检 1 次，了解身体状况，保持身体健康。

误区提醒

1. 出院后多吃"补品"，补肾又补身？

不是。

出院后只需要健康饮食，养成良好的饮食习惯，无须特意进食补品。"补品"的成分不能完全明确，其中可能包含有对肾脏有毒性的成分，盲目地使用"补品"可能会适得其反，对身体造成伤害。

（任宇琦）

参考文献

［1］石炳毅，林涛，蔡明. 中国活体供肾移植临床指南（2016 版）［J］. 器官移植，2016，7（6）：417-426.

［2］付迎欣. 肾移植术后随访规范（2019 版）［J］. 器官移植，2019，10（6）：667-671.

［3］刘士敬. 肾毒性药物概述［J］. 中国社区医师，2010，26（22）：10.

［4］赵燕飞，张良. 慢性肾功能衰竭患者的饮食护理研究［J］. 临床医药文献电子杂志，2017，4（34）：6651.

［5］毕礼明，陈英兰，奉典旭. 从中西医角度探讨饮食对肾脏的影响［J］. 医学争鸣，2017，8（5）：41-44.